住院医师超声医学PBL教学培训系列教程

妇科疾病
超声图解100例

总 主 编　姜玉新　何　文　张　波

主　　编　张　波　汪龙霞　董虹美

副 主 编　郭丹丹

总 秘 书　席雪华

编　　者（按姓氏笔画排序）

马姣姣　王　敏　王亮凯　尹　航　卢　潇　田　艳

冯羿博　刘　会　刘　健　刘如玉　汤珈嘉　孙　脉

苏　娜　汪龙霞　宋雪妮　张　波　陆薇丹　陈　洁

周彤彤　郑宇觐　胡燕丽　祝晓东　贾欣颖　郭丹丹

席雪华　董虹美　谢忱忱

编写秘书　孙　脉　卢　潇

绘画编辑　郭显鹏

人民卫生出版社
·北 京·

图书在版编目（CIP）数据

妇科疾病超声图解 100 例 / 张波，汪龙霞，董虹美主编 . —北京：人民卫生出版社，2023.10
ISBN 978-7-117-34619-1

Ⅰ.①妇⋯　Ⅱ.①张⋯②汪⋯③董⋯　Ⅲ.①妇科病—超声波诊断—图解　Ⅳ.①R711.04–64

中国国家版本馆 CIP 数据核字（2023）第 045071 号

人卫智网	www.ipmph.com	医学教育、学术、考试、健康，购书智慧智能综合服务平台
人卫官网	www.pmph.com	人卫官方资讯发布平台

妇科疾病超声图解 100 例
Fuke Jibing Chaosheng Tujie 100 Li

主　　编：张　波　汪龙霞　董虹美
出版发行：人民卫生出版社（中继线 010-59780011）
地　　址：北京市朝阳区潘家园南里 19 号
邮　　编：100021
E - mail：pmph @ pmph.com
购书热线：010-59787592　010-59787584　010-65264830
印　　刷：北京顶佳世纪印刷有限公司
经　　销：新华书店
开　　本：787 × 1092　1/16　　印张：7
字　　数：170 千字
版　　次：2023 年 10 月第 1 版
印　　次：2023 年 10 月第 1 次印刷
标准书号：ISBN 978-7-117-34619-1
定　　价：75.00 元

打击盗版举报电话：010-59787491　E-mail：WQ @ pmph.com
质量问题联系电话：010-59787234　E-mail：zhiliang @ pmph.com
数字融合服务电话：4001118166　E-mail：zengzhi @ pmph.com

　　"人民健康是社会文明进步的基础"。医学生的毕业后教育是整个医学教育体系中一个重要阶段,也是院校基础教育过渡到临床医学教育的桥梁,有助于刚毕业的医学生充实专业知识,加强医学实践,提高独立的临床思维能力和专业技术能力。

　　2014年6月30日,《关于医教协同深化临床医学人才培养改革的意见》的发布标志着我国临床医学教育发展进入新的历史阶段,意义重大,影响深远。经过多年的努力,目前已基本建成院校教育、毕业后教育、继续教育三阶段有机衔接的中国特色的标准化、规范化临床医学人才培养体系,即以"5+3"为主体的临床医学人才培养体系:5年临床医学本科教育后,再加3年住院医师规范化培训或3年临床医学硕士专业学位研究生教育。

　　超声医学科住院医师培养的核心是提高住培学员的自我学习能力和超声诊断思维能力,而目前的教学方式为理论授课和临床实践,缺乏激发医学生独立深度思考、解决问题的环节,且评估体系不完善,同时,使用的教材参差不齐,参考书籍深浅不一,无法满足标准化、规范化培养临床医学人才的目的。基于问题学习(PBL)的教学是以问题为学习起点,教师课前提出问题并围绕问题编写教案,学生通过查找资料,以小组协作的方式找到问题的答案,课后及时进行自我评价、小组评价,教师进行分析、总结的方式来进行教学,整个学习过程由学生主导,培养学生自我学习能力和超声诊断思维能力,与传统教学方法相比较,其优势显著。

　　中日友好医院超声医学科注重住培学员、进修生和研究生的培养,近年来,创新性地引入了有别于传统教学方式的PBL教学模式,取得了较好的效果。经过充分的材料准备和精心策划,科室组织超声领域各个亚专业专家编写了本套教材,共10册,内容包括住院医师超声医学PBL教案及甲状腺疾病、乳腺疾病、妇科疾病、产科疾病、外周血管疾病、胰腺疾病、腹部血管疾病、先天性心脏病、颅内血管疾病的典型病例,集中展示了PBL教学内容中所涉及的常规、典型、疑难、特殊疾病。该套教材的编写目的在于促进PBL教学方法在超声专业领域推广,辅助学生加深对相关专业知识的直观领悟和融会贯通。

　　感谢中日友好医院超声医学科及参与教材编写的各位专家、教授,感谢各位为超声医学教育所付出的辛勤努力。期待本套教材能够对提高住院医师自我学习能力和超声诊断思维能力起到推进作用,成为住院医师规范化培训过程中行之有效的辅助工具。由于编者经验有限,疏漏在所难免,敬祈各位专家、同行批评指正!

姜玉新　何　文　张　波
2023年1月

　　随着超声医学的不断发展,超声在整体医疗过程中扮演着越来越重要的角色。妇科是超声应用的一个非常广阔的领域,经腹超声、经阴道超声、三维成像及超声造影等技术联合应用,对病变进行多角度、多维度的评估,有助于提高诊断的准确性。

　　本书从临床实际出发,将工作中 100 例妇科精选病例的典型超声表现荟萃成册,内容包含子宫体病变、异常早期妊娠、妊娠滋养细胞疾病、宫颈疾病、卵巢及输卵管病变、特殊类型疾病 6 部分内容。每个病例从病史、实验室检查、其他影像学检查、超声诊断、超声诊断依据、病理诊断及临床诊断等方面提供完整的诊断信息和诊断思路,对超声三维成像、超声造影及盆底超声等新技术在妇科的应用也进行了多角度展示,这对于超声医师完善妇科超声相关理论知识,开拓诊断思路有非常大的帮助,同时对培养住院医师的超声临床思维大有裨益。

　　期待本书能够对超声医师的临床实际工作提供切实有效的帮助。因编者经验有限,疏漏在所难免,敬祈专家、同行批评指正!

张　波　汪龙霞　董虹美

2023.2

目　录

第一章　子宫体病变

病例 1　先天性无子宫

【病史】女性,17 岁,原发性闭经,无周期性下腹痛。体格检查:外阴和第二性征发育正常,但无阴道口,肛诊未触及子宫,触及左右附件。

【实验室检查】染色体核型 46,XX;性腺系列血清学检查在正常范围。

【其他影像学检查】磁共振检查提示膀胱与直肠之间未见确切子宫影,仅见少量条索影;阴道未显示;双附件未见异常。

【超声表现】见图 1-1。

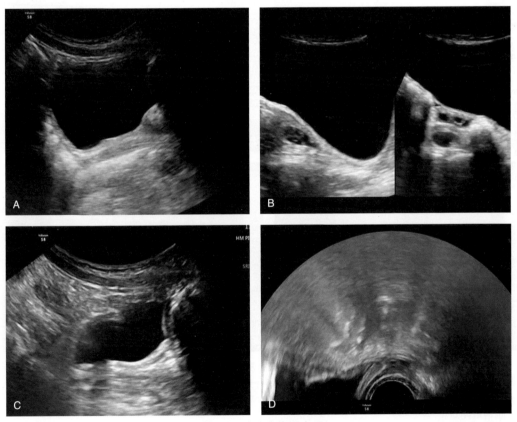

图 1-1　盆腔声像图表现

经腹超声检查(A)膀胱后方未探及子宫及宫颈声像图;(B)双侧卵巢显示;经会阴超声检查(C)
未见阴道气线显示;经直肠超声检查(D)直肠前方、膀胱后方未见子宫及宫颈声像图。

【超声诊断】先天性无子宫。

【超声诊断依据】先天性无子宫常合并无阴道,临床表现为原发性闭经,第二性征发育正常。超声检查在膀胱后方、直肠前方未探及子宫及宫颈声像;双侧卵巢可正常显示。

病例2 始基子宫

【病史】女性,19岁,原发性闭经,无周期性下腹痛。体格检查:第二性征及外阴发育良好,处女膜闭锁,肛诊未触及子宫,可触及双侧附件。

【实验室检查】染色体核型46,XX;性腺系列血清学检查在正常范围。

【其他影像学检查】磁共振检查提示子宫表现为宫体、宫颈极小,无正常宫腔及内膜信号;阴道未显示;双附件未见异常。

【超声表现】见图2-1。

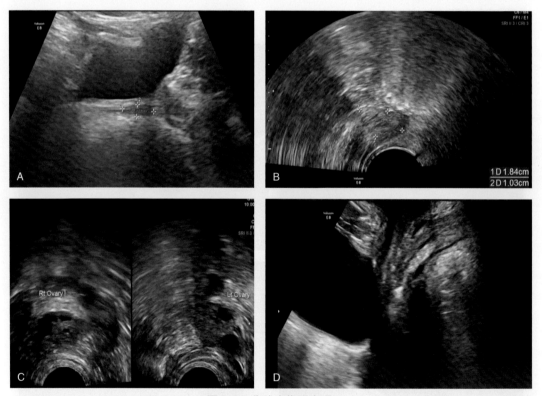

图2-1 盆腔声像图表现

经腹超声检查(A)可在膀胱后方探及条索状低回声;经直肠超声检查(B)于直肠前方探及条状小子宫,大小1.8cm×1.0cm,宫体与宫颈分界不清,未见宫腔及内膜;(C)双侧卵巢显示;经会阴超声检查(D)未见阴道气线显示。

【超声诊断】始基子宫。

【超声诊断依据】始基子宫的子宫极小，多数无宫腔或为一实体肌性子宫，临床表现为原发性闭经，无周期性下腹痛，第二性征发育正常。超声表现为子宫小，呈条索状肌性结构声像，宫体宫颈结构显示不清，无宫腔线及内膜回声，双侧卵巢可正常显示。

病例 3　Meyer-Rokitansky-Kuster-Hauser 综合征

【病史】女性，20岁，原发性闭经，无周期性腹痛。体格检查：第二性征及外阴发育良好，处女膜环外观正常，无处女膜环孔，阴道口封闭内陷长约2cm，肛诊子宫及双侧附件触及不清。

【实验室检查】染色体核型 46,XX；性腺系列血清学检查结果正常。

【其他影像学检查】磁共振检查提示双侧始基子宫均呈团块状稍长信号影，边界清晰，形态规则，均未见内膜结构；盆腔内可见形态、大小及信号正常的卵巢结构；阴道及宫颈缺如；双肾正常。

【超声表现】见图 3-1。

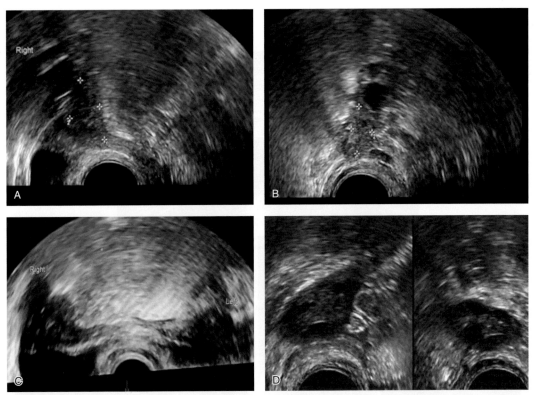

图 3-1　盆腔声像图表现

经直肠超声检查（A）示右卵巢内前方稍低回声，大小 2.6cm×1.4cm，边界清，形态规则，内未见明显内膜样回声；（B）左卵巢内前方稍低回声，大小 1.9cm×0.9cm，边界清，形态规则，内未见明显内膜样回声；（C）左右附件区稍低回声下方分别可见条索状稍低回声延续并与中线相连，未见阴道气线；（D）双侧卵巢显示，大小正常。

【超声诊断】双始基子宫、阴道闭锁，结合病史综合考虑 Meyer-Rokitansky-Kuster-Hauser 综合征。

【超声诊断依据】Meyer-Rokitansky-Kuster-Hauser 综合征是一种先天性无阴道同时合并不同程度的子宫发育不全，常伴有泌尿系统、骨骼发育异常的疾病。临床表现为原发性闭经、无周期性腹痛，染色体核型 46,XX，第二性征正常。超声表现为无阴道气线，子宫缺如、很小或其他发育异常，双侧卵巢可正常显示。

病例 4　幼稚子宫（幼儿型）

【病史】女性，19 岁，继发性闭经 1 年，初潮年龄 16 岁，平素月经周期延长伴月经量少，无周期性下腹痛。体格检查：第二性征正常，外阴发育良好，阴道及处女膜正常，肛诊子宫小，双侧附件无异常。

【其他影像学检查】磁共振检查提示子宫体积偏小，可见纤细内膜信号；阴道显示；双侧卵巢大小、形态、信号均正常。

【超声表现】见图 4-1。

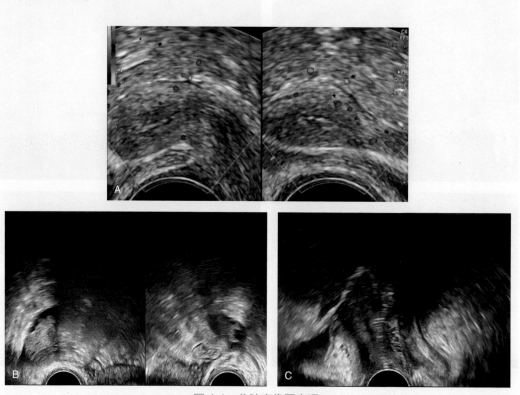

图 4-1　盆腔声像图表现

经直肠超声检查（A）示子宫小，宫体小于宫颈，内膜菲薄；（B）双侧卵巢显示；
经会阴超声检查（C）阴道气线显示。

【超声诊断】幼稚子宫。

【超声诊断依据】幼稚子宫又称子宫发育不良,子宫较正常小,宫颈相对较长,根据宫体与宫颈的比例分为青春型(1∶1)或幼儿型(2∶3),临床表现为月经初潮延迟伴月经量稀少、痛经,甚至闭经、不孕。超声表现为子宫小,能分辨宫体和宫颈,有宫腔线及菲薄内膜,宫颈相对较长。

病例5 幼稚子宫(青春型)

【病史】女性,26岁,原发不孕,初潮年龄15岁,月经不规律,周期3~6个月,月经量少,一直间断给予人工周期序贯疗法。体格检查:外阴已婚未生产型,阴道通畅,肛诊子宫小,双侧附件无异常。

【超声表现】见图5-1。

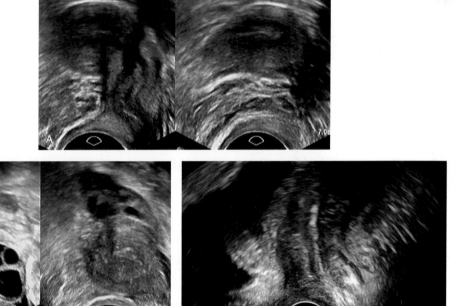

图5-1 盆腔声像图表现

经阴道超声检查(A)示子宫小,宫体与宫颈之比为1∶1,内膜三线征显示;
(B)双侧卵巢显示;经会阴超声检查(C)阴道气线显示。

【超声诊断】幼稚子宫。

【超声诊断依据】同病例4。

病例 6 单 角 子 宫

【病史】女性,28 岁,常规体检,初潮年龄 13 岁,月经正常,无周期性腹痛。体格检查:外阴已婚未生产型,阴道通畅,肛诊子宫及双侧附件无异常。

【超声表现】见图 6-1。

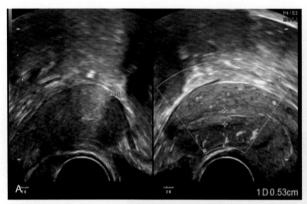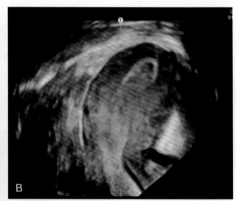

图 6-1 盆腔声像图表现

经阴道超声检查(A)示子宫横径较小,内膜向左侧偏斜,右侧宫角未显示;

经阴道超声三维成像(B)示子宫外形呈梭形,横径较小,宫腔内膜呈管状,向左侧弯曲。

【超声诊断】单角子宫。

【超声诊断依据】单角子宫常无症状。超声表现为子宫外形呈梭形,横径较小,宫腔内膜呈管状,只向一侧宫角延伸,在同侧可见正常卵巢,另一侧无宫角显示;超声三维成像可辅助诊断。

病例 7 残 角 子 宫

【病史】女性,24 岁,痛经进行性加重 5 年,初潮年龄 13 岁,疼痛部位位于右下腹,逐年加重。体格检查:外阴已婚未产型,阴道通畅,肛诊右附件区触痛明显。

【其他影像学检查】磁共振检查提示子宫呈单角状,见宫腔、内膜结构,残角子宫体积小、有宫腔结构,但与单角子宫腔不相通,无扩张积液;宫颈及阴道位置形态未见异常。

【超声表现】见图 7-1。

【超声诊断】左侧单角子宫合并右侧残角子宫。

【超声诊断依据】残角子宫有正常的输卵管和卵巢,常伴有同侧泌尿器官发育畸形,残角子宫可分为:①残角子宫有宫腔,并与单角子宫腔相通;②残角子宫有宫腔,但与单角子宫腔不相通;③残角子宫为无宫腔实体,仅以纤维带与子宫相连。临床表现可为周期性腹痛。超声表现:有内膜型者表现为单角子宫的另一侧可见一肌性突起,中部有内膜回声,与单角侧内膜相通或不相通;有内膜型残角子宫可合并残角内积血、残角侧输卵管积血及内膜异位。无内膜型声像表现不典型,仅子宫体形态改变,一侧肌层稍向外突出。

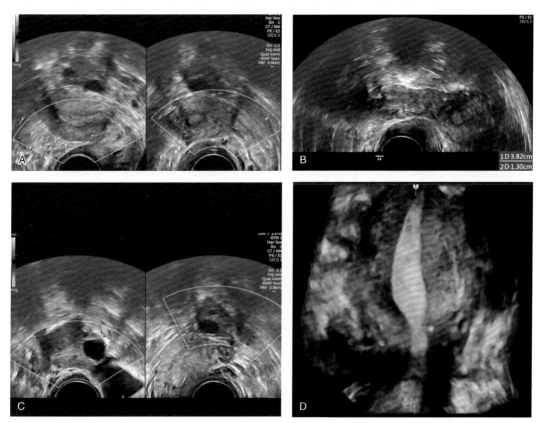

图 7-1　盆腔声像图表现

经阴道超声检查示纵切面(A)子宫无异常,横切面(A)宫底横径窄,子宫内膜只向左侧宫角延伸,右侧宫角无显示;(B)宫体右侧可见一肌性突起,中央显示内膜回声,与左侧宫腔未见相通;(C)双侧卵巢可显示,右侧卵巢旁见迂曲管状无回声,透声差,未见血流信号;超声三维成像(D)示子宫外形呈梭形,横径较小,宫腔内膜呈管状,向左侧弯曲。

【手术记录】宫腹腔镜手术诊断:左侧单角子宫合并右侧残角子宫(肌性相连)、右侧输卵管增粗积血、盆腔粘连。手术切除右侧残角子宫及右输卵管。

【病理诊断】残角子宫内见内膜组织。

病例 8　双 子 宫

【病史】女性,29 岁,孕前检查,初潮 14 岁,月经正常,无周期性腹痛。体格检查:外阴已婚未产型,阴道畅,见双宫颈,左右排列,肛诊扪及子宫呈分叉状。

【其他影像学检查】磁共振检查见两个完全分离的宫体和宫颈,均有各自完整的内膜、结合带及肌层结构,两宫角分离较远,宫颈相邻。冠状位呈两个完全分离的梭形结构,轴位呈两个类圆形的宫体。

【超声表现】见图 8-1。

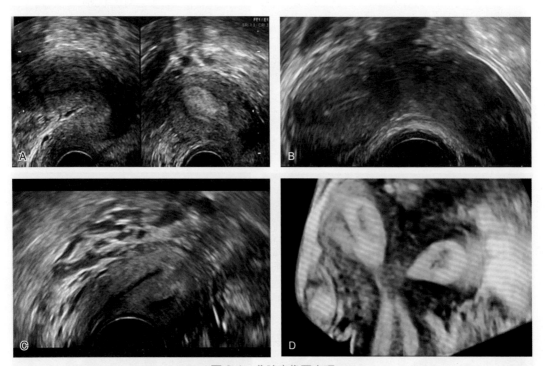

图 8-1　盆腔声像图表现

经阴道超声检查,矢状切面(A)先后显示两个子宫体,均有宫腔并与宫颈相通;宫底横切面(B)左、右两个子宫中间有间隙;(C)宫颈水平见一个横径较宽的宫颈,可见两个宫颈管回声;超声三维成像(D)示左、右两个宫体,有各自的宫腔及宫颈。

【超声诊断】双子宫。

【超声诊断依据】双子宫可伴有阴道纵隔或斜隔,患者多无自觉症状,伴有阴道纵隔者可有相应症状。超声表现:在连续纵切面上可先后显示两个子宫体,宫腔均与宫颈相通;连续横切面扫查见两个独立的单角子宫,在宫底水平两个子宫间有间隙;宫颈横径增宽,内见两个宫颈管。从宫颈外口至宫底部连续动态横切扫查,两个单角子宫有各自的宫体、宫腔及宫颈。阴道水平可见一横径较宽、内有两条气线的阴道。

病例 9　双 角 子 宫

【病史】女性,26 岁,常规检查,初潮年龄 14 岁。月经正常,无周期性腹痛。体格检查:外阴已婚未产型,阴道通畅,见一个宫颈,肛诊扪及子宫呈分叉状。

【其他影像学检查】磁共振检查见宫底部融合不全呈双角样改变,两宫角间距5cm,间角110°,宫底部凹陷,内凹深度3cm,两个宫腔,一个宫颈。

【超声表现】见图9-1。

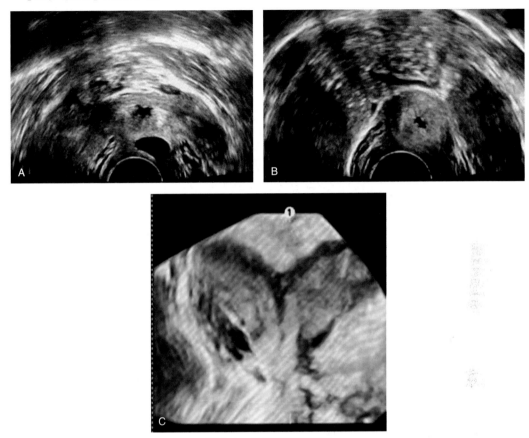

图9-1 盆腔声像图表现

经阴道超声检查示宫体横切面(A)宫底部呈分叶状,其内分别可见子宫内膜回声,双侧内膜于宫颈内口上方相连通;宫颈横切面(B)见一个宫颈管;超声三维成像(C)示宫底部凹陷呈双角状,双侧宫腔在子宫下段相通。

【超声诊断】双角子宫(完全性)。

【超声诊断依据】双角子宫可根据宫角在宫底水平融合不全的程度分为完全双角子宫和不全双角子宫。大多无临床症状,部分可出现不孕、自然流产或早产。超声表现为子宫底部水平横切为分叶状,向宫腔内凹陷,为双侧宫角,宫底水平横切面如双子宫改变;两角内分别可见子宫内膜回声,宫体下段、宫颈水平横切面表现无异常。

病例 10　完全纵隔子宫

【病史】女性,25岁,常规检查,月经正常,无周期性腹痛。体格检查:外阴已婚未产型,阴道通畅,见一个宫颈,肛诊无异常。

【超声表现】见图10-1。

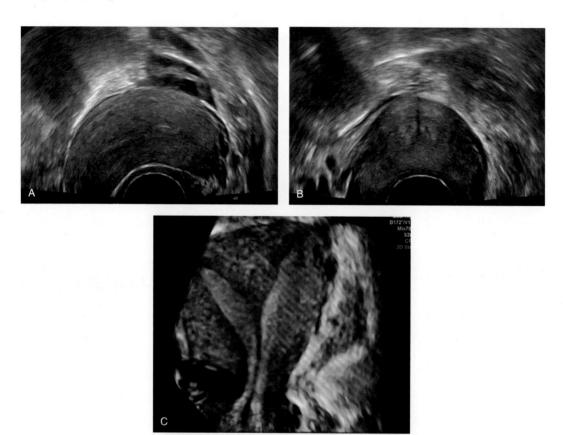

图 10-1 盆腔声像图表现

经阴道超声检查示宫体横切面(A)子宫外形正常,宫底横径较宽,宫腔中部纵隔,为肌层回声,两侧各有子宫内膜;宫颈横切面(B)示宫颈管内见低回声分隔;超声三维成像(C)示子宫外形正常,宫腔内见低回声纵隔,终止于宫颈内口之下。

【超声诊断】完全纵隔子宫。

【超声诊断依据】纵隔子宫是最常见的子宫畸形,分为2类。①完全纵隔子宫:纵隔末端到达或超过宫颈内口;②部分纵隔子宫:纵隔末端终止在宫颈内口以上水平。一般无临床症状。超声表现为子宫外形正常,宫底横径较宽,连续横切面显示宫腔中部纵隔,为肌层回声或较肌层回声偏低,两侧各见子宫内膜,纵隔终止于宫颈内口之上(不全纵隔子宫)或宫颈内口之下(完全纵隔子宫)。超声三维成像观察子宫冠状切面显示子宫内膜呈 V 形(完全纵隔子宫)或 Y 形(部分纵隔子宫)。

【手术记录】宫腔镜见两个宫颈,从右侧宫颈置镜见宫腔形态失常,呈向右的梭形,未见左侧宫腔及输卵管开口;底部正中见一肌性纵隔向宫腔内突入宫颈管外口;置镜从左侧宫腔所见同右侧。双输卵管开口可见。双极汽化电切纵隔至宫底处,宫腔形态基本恢复。

【临床诊断】完全纵隔子宫。

病例 11　部分纵隔子宫

【病史】女性,29 岁,G₂P₁,2 个月前行人工流产手术,术中怀疑宫腔内纵隔,以往孕产史无特殊。体格检查:外阴已婚已产型,阴道通畅,见一个宫颈,肛诊无异常。

【其他影像学检查】磁共振检查子宫外形轮廓正常,宫体中央见一与联合带信号相似的纵行线样分隔,自宫底部向宫颈部延伸,下缘达宫腔中部;宫颈管正常。

【超声表现】见图 11-1。

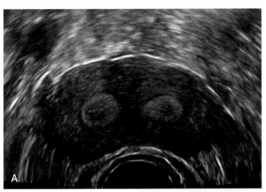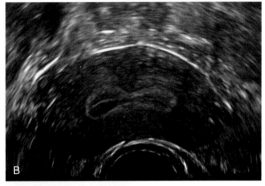
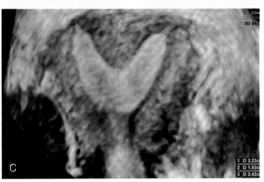

图 11-1　盆腔声像图表现

经阴道超声检查示宫底横切面(A)子宫外形正常,宫底横径较宽,宫腔中部纵隔,为肌层回声,两侧各有子宫内膜;宫体横切面(B)纵隔终止于宫腔中段,双侧内膜相连;超声三维成像(C)示子宫外形正常,宫腔内见低回声纵隔,终止于宫腔中段。

【超声诊断】部分纵隔子宫。

【超声诊断依据】同病例 10。

【手术记录】宫腔镜下见宫腔形态失常,底部正中见一肌性纵隔向宫腔下段内突,隔板宽约 1.7cm,深约 2.2cm,双输卵管开口可见;宫颈管形态正常。双极汽化以双输卵管开口连线为水平线,电切子宫纵隔,恢复宫腔形态。

【临床诊断】部分纵隔子宫。

病例 12　阴道斜隔综合征（Ⅰ型）

【病史】患儿，女，13岁，下腹痛1日，逐渐加重。3个月前初潮时下腹疼痛伴剧烈肛门下坠感，持续5日，此后未再来月经。体格检查：外阴幼女型，处女膜完整。

【超声表现】见图12-1。

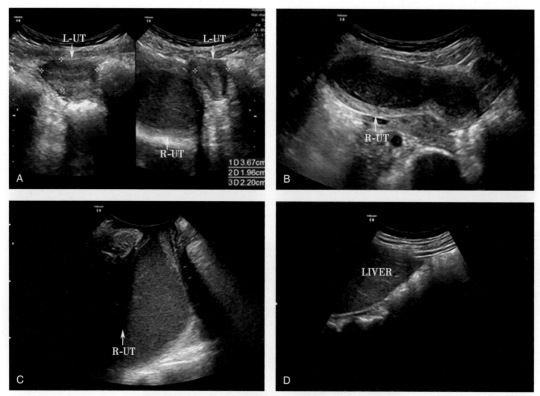

图 12-1　腹盆腔声像图表现

R-UT. 右侧子宫；L-UT. 左侧子宫；R-C. 右侧宫颈；L-C. 左侧宫颈；R-V. 右侧阴道；L-V. 左侧阴道。
经腹超声检查（A）示盆腔左侧一子宫影像，宫体受压向左上偏移，宫体横径较小，其右侧见无回声区，透声差；盆腔内无回声区长轴切面（B）呈三节段样改变，周边见肌层回声包绕；经会阴超声检查（C）无回声区下端呈盲端，周边可见薄肌层包绕；经肋间斜切肝肾切面（D）右肾未显示。

【超声诊断】阴道斜隔综合征（Ⅰ型）。

【超声诊断依据】阴道斜隔综合征是一侧副中肾管尾端停止发育，未与泌尿生殖窦接触，不能形成通畅的阴道，而形成盲腔，常合并斜隔侧泌尿系发育异常。多为双宫体、双宫颈、双阴道，一侧阴道完全或不完全闭锁及伴有斜隔侧肾缺如的先天畸形。可分为三型：Ⅰ型为无孔斜隔，隔后腔无孔隙，斜隔侧与对侧不相通。发病早，常在初潮后半年内出现症状，由隔后腔积血引起进行性加重的腹痛。超声表现为双宫体、双宫颈，斜隔侧阴道闭锁、宫颈积血,甚至宫腔及同侧输卵管积血;斜隔侧肾脏缺如,对侧肾脏可代偿性增大。当斜隔侧宫腔及输卵管内积血量多时,表现为盆腔内巨大"囊性"病灶。

【手术记录】双子宫,左侧子宫移位至左上髂窝处,右侧子宫、宫颈、阴道及输卵管膨大、积血,与左侧子宫不通,下界与左侧阴道不通,行右侧子宫切除。

【临床诊断】阴道斜隔综合征(Ⅰ型)。

病例 13　阴道斜隔综合征(Ⅱ型)

【病史】女性,22岁,痛经及月经期长。体格检查:阴道通畅,见少许血性分泌物,左侧壁见一小孔,有暗红色血液流出;偏右侧可见一宫颈。

【超声表现】见图 13-1。

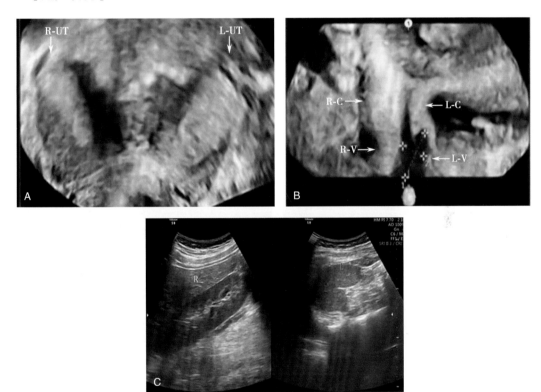

图 13-1　腹盆腔声像图表现

R-UT. 右侧子宫;L-UT. 左侧子宫;R-C. 右侧宫颈;L-C. 左侧宫颈;R-V. 右侧阴道;L-V. 左侧阴道。超声三维成像(A)双宫体、双宫颈、双阴道;(B)左侧宫颈短小并左侧阴道积血;经肋间斜切肝肾切面(C)左肾未显示。

【超声诊断】阴道斜隔综合征(Ⅱ型)。

【超声诊断依据】阴道斜隔综合征Ⅱ型为有孔斜隔,不全梗阻,年轻发病但出现症状较Ⅰ型晚,主要表现为月经淋漓不尽,容易合并感染。超声检查阴道斜隔综合征Ⅱ、Ⅲ型不易鉴别；Ⅱ型斜隔侧阴道积血时，妇科检查可在阴道壁上见有积血溢出的小孔。

【手术记录】腹腔镜术中见左、右侧子宫，均呈梭形，单角状，分别连接左、右侧输卵管。宫腔镜见右侧阴道及右侧宫颈管正常，左侧阴道斜隔见孔隙，挤压时见褐色血液流出。手术切除左侧阴道斜隔。

【临床诊断】阴道斜隔综合征（Ⅱ型）。

病例 14　阴道斜隔综合征（Ⅲ型）

【病史】女性，25岁，不孕3年，月经淋漓不尽，经期7~10日，痛经。体格检查：阴道通畅，阴道侧壁膨隆，有波动感，压后见阴道内有暗红色血液流出。

【超声表现】见图14-1。

【超声诊断】阴道斜隔综合征（Ⅲ型）。

【超声诊断依据】阴道斜隔综合征Ⅲ型为无孔斜隔合并宫颈瘘管，在两侧宫颈间或隔后腔与对侧宫颈之间有小瘘管。斜隔侧子宫经血可通过另一侧宫颈排出，但引流不通畅。超声检查阴道斜隔综合征Ⅱ、Ⅲ型不易鉴别。

【手术记录】腹腔镜见左、右侧子宫，呈梭形，单角状，分别连接左、右侧输卵管；宫腔镜术中见双侧宫腔呈长梭形，顶端见输卵管开口；宫颈管分叉处似见两侧宫腔瘘管，切除右侧阴道斜隔。

【临床诊断】阴道斜隔综合征（Ⅲ型）。

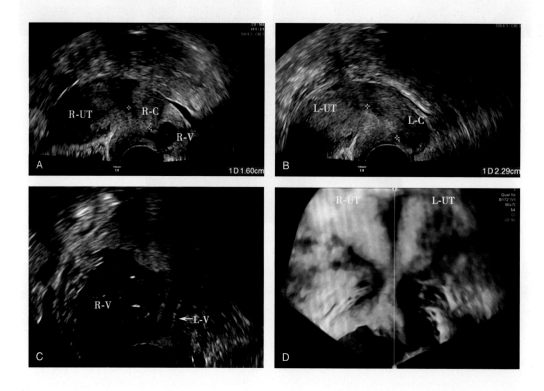

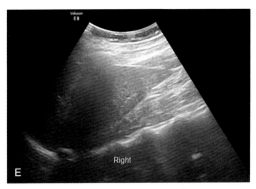

图 14-1　腹盆腔声像图表现

R-UT. 右侧子宫;L-UT. 左侧子宫;R-C. 右侧宫颈;L-C. 左侧宫颈;R-V. 右侧阴道;L-V. 左侧阴道。
经阴道超声检查可见双子宫,(A)右侧子宫宫颈短,宫颈下方阴道积血;(B)左侧宫颈较右侧长,右侧
宫颈长约 1.6cm,左侧宫颈长约 2.3cm,无阴道积血;经会阴检查(C)右侧阴道积血,左侧阴道气线清
晰;超声三维成像(D)显示双子宫及右侧阴道积血;经肋间斜切肝肾切面(E)右肾未显示。

病例 15　子宫肌瘤(肌壁间)(1)

【病史】女性,40 岁,G₂P₂,无腹痛及月经改变,月经干净后 1 日,常规体检行经阴道子宫
附件超声检查。

【超声表现】见图 15-1。

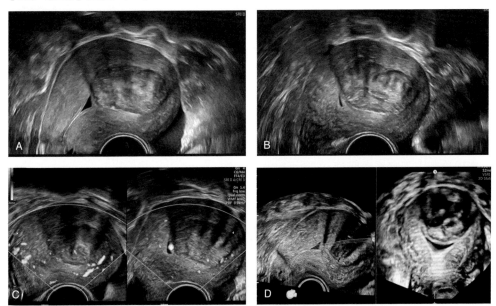

图 15-1　盆腔声像图表现

经阴道超声检查(A、B)子宫底部肌层内见稍低回声,形态规则,边界清,周边见包膜样回声,部分
突向宫腔;彩色多普勒血流显像(CDFI)(C)稍低回声周边可见条状血流信号;超声三维成像(D)
示底部肌层内实性占位,部分突向宫腔,未突入宫腔内,宫腔受压变形,内膜基底层完整。

【超声诊断】子宫肌瘤(肌壁间,部分突向宫腔)。

【超声诊断依据】肌壁间肌瘤占子宫肌瘤的 60%~70%,瘤体位于子宫肌壁间,周围均被肌层包围。超声表现为病灶位于子宫肌层内,多呈低回声,也可呈等回声或高回声,部分伴声衰减。瘤体因有假包膜而边界清晰。CDFI 显示子宫肌瘤周边假包膜内环状或半环状血流信号。瘤体突向宫腔,但未突入宫腔,内膜基底层完整,可与黏膜下肌瘤鉴别。

【病理诊断】子宫平滑肌瘤。

病例 16　子宫肌瘤(肌壁间)(2)

【病史】女性,28 岁,体检发现子宫肌瘤。

【超声表现】见图 16-1。

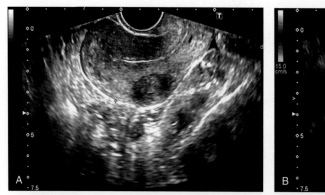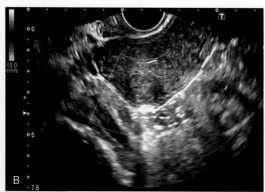

图 16-1　盆腔声像图表现

经阴道超声检查(A)子宫后壁可见低回声,大小 2.3cm×1.4cm,
边界清晰,形态规则;CDFI(B)周边可见条状血流信号。

【超声诊断】子宫肌瘤(肌壁间)。

【超声诊断依据】同病例 15。

【病理诊断】子宫平滑肌瘤。

病例 17　子宫肌瘤(肌壁间)(3)

【病史】女性,36 岁,体检发现子宫肌瘤 4 年。

【超声表现】见图 17-1。

【超声诊断】子宫肌瘤(肌壁间)。

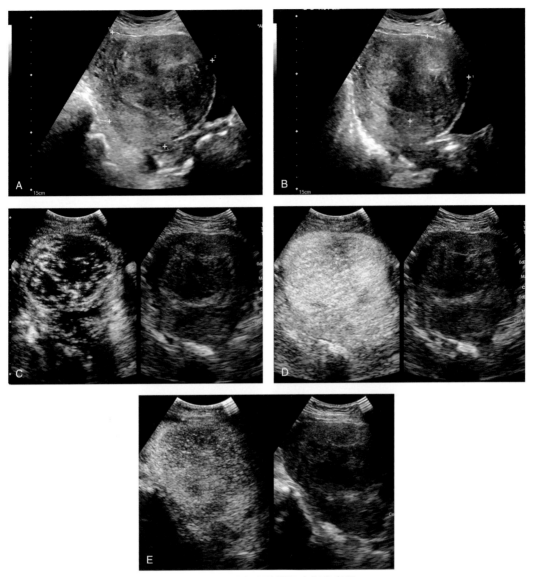

图 17-1　子宫肌壁间肌瘤超声表现

经腹超声检查（A、B）子宫前壁可见低回声，大小 9.8cm×8.6cm×7.5cm，边界清晰，形态规则，周边可见子宫肌层回声；超声造影检查示增强早期（C）病灶与子宫肌层同步增强，达峰时（D）呈等增强，周边可见环状强化；增强晚期（E）与子宫肌层同步消退，呈稍低增强。

【超声诊断依据】子宫肌瘤超声造影表现：增强早期，子宫肌瘤的假包膜首先呈环状灌注显影，与子宫肌层同步，之后呈分支状向瘤体内部灌注，达峰时呈均匀或不均匀等/高增强，带蒂的黏膜下或浆膜下肌瘤蒂部血管先于假包膜灌注，如果肌瘤较小，假包膜增强不明显；增强晚期，瘤体内的造影剂早于子宫肌层消退，假包膜呈持续等增强，可见环状的"血管环"征，瘤体边缘清晰可见。

【病理诊断】子宫平滑肌瘤。

病例 18　子宫肌瘤（浆膜下）（1）

【病史】女性，28 岁，便秘及下腹部坠胀不适半年，平素月经规律，无痛经。

【超声表现】见图 18-1。

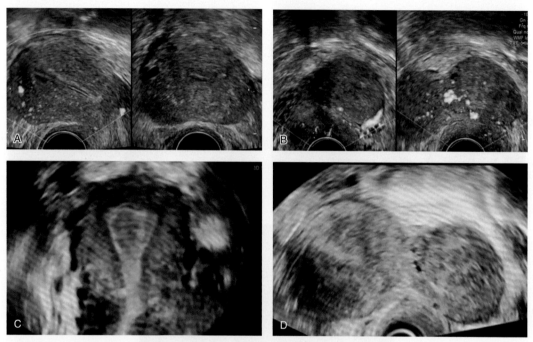

图 18-1　盆腔声像图表现

经阴道超声检查（A）子宫肌层内未见明显异常回声；子宫体左后方见外突低回声，与宫体相连；CDFI（B）周边见条状血流信号；超声三维成像（C、D）宫体肌层内及宫腔内未见明显异常占位灶；子宫体左后方见外突实性回声团，与宫体相连。

【超声诊断】子宫浆膜下肌瘤。

【超声诊断依据】多无临床症状，当外突的瘤体较大时可引起相应的压迫症状。超声表现为向浆膜外突出的子宫肌层内低回声团或位于浆膜外与宫体相连的实性低回声团；CDFI显示子宫肌瘤周边假包膜内环状或半环状血流信号，带蒂浆膜下肌瘤蒂部可显示源自宫体的血供。

【手术记录】腹腔镜下浆膜下肌瘤切除术。术中见子宫体左后方实性球形包块，活动度大，质地较硬，表面覆盖浆膜，借蒂连于子宫左后壁。

【病理诊断】子宫平滑肌瘤。

病例 19 子宫肌瘤（浆膜下）（2）

【病史】女性,32 岁,间歇下腹胀痛,自觉腹部包块 1 月余。

【实验室检查】CA125 95U/ml（<35U/ml）。

【超声表现】见图 19-1。

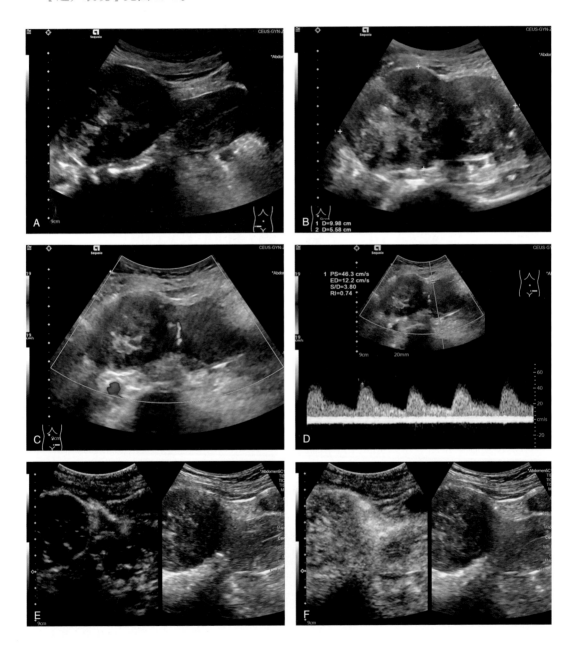

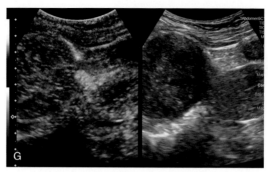

图 19-1 盆腔声像图表现

经腹超声检查（A、B）子宫右上方可见实性低回声，与子宫相连，大小约 10.0cm×8.5cm×5.6cm，边界清晰，形态尚规则，彩色多普勒（CDFI）及脉冲多普勒（PW）（C、D）显示血流来自子宫，阻力指数（RI）0.74；超声造影检查示增强早期（E）病灶与子宫底右侧壁浆膜层交界处首先灌注显影，略早于子宫肌层，随后呈分支状向瘤体周边及内部灌注，达峰时（F）呈不均匀等增强，周边可见环状高增强；增强晚期（G）病灶与子宫肌层同步消退，呈低增强，周边环状血管呈持续等增强。

【超声诊断】子宫浆膜下肌瘤。

【超声诊断依据】同病例 17。

【病理诊断】子宫平滑肌瘤。

病例 20　子宫肌瘤（黏膜下）（1）

【病史】女性，40 岁，G_1P_0，因"月经期延长（12 日左右）"来诊。

【超声表现】见图 20-1。

【超声诊断】子宫黏膜下肌瘤。

【超声诊断依据】子宫黏膜下肌瘤瘤体占据宫腔，伴有月经量增多及周期紊乱等临床表现。超声表现为子宫肌层内低回声向宫腔突出或完全位于宫腔内，形态规则，边界清晰，与子宫肌层有延续，子宫内膜变形，肌瘤突入处内膜基底线不连续。CDFI 示周边假包膜内环状或半环状血流信号；带蒂黏膜下肌瘤蒂部显示丰富条状血流信号，并有分支进入瘤体内。

【病理及临床诊断】子宫黏膜下平滑肌瘤。

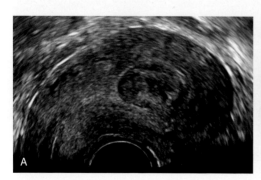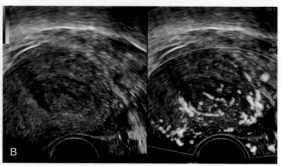

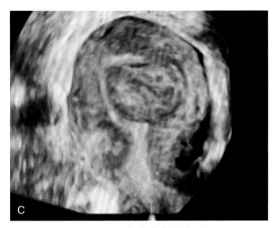

图 20-1　盆腔声像图表现

经阴道超声检查(A)宫腔中上段见稍低回声,形态规则、边界清,与后壁
肌层相连续,子宫内膜变形、后壁基底层中断;CDFI(B)宫腔内低回声周
边见半环状血流信号,内部条状血流信号,血供来自后壁;超声三维成像
(C)宫腔内团块状实性占位,内膜基底层不连续。

病例 21　子宫肌瘤(黏膜下)(2)

【病史】女性,34 岁,G_1P_1,月经延长半年余。

【超声表现】见图 21-1。

【超声诊断】子宫黏膜下肌瘤。

【超声诊断依据】同病例 20。

【病理诊断】子宫黏膜下平滑肌瘤。

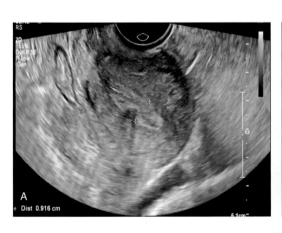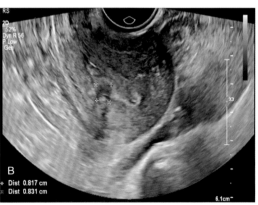

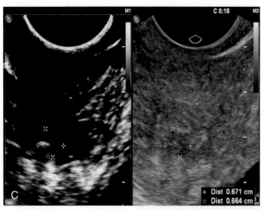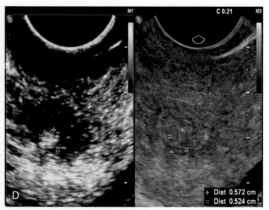

图 21-1　盆腔声像图表现

经阴道超声检查（A、B）子宫前壁中部可见低回声，大小约 0.8cm×0.8cm，局部黏膜层突向宫腔及肌层。超声造影检查增强早期（C）可见病灶与子宫肌层同步增强，达峰时（D）呈等增强，增强晚期与子宫同步消退呈低增强。

病例 22　子宫肌瘤囊性变

【病史】女性，39 岁，间歇下腹部胀痛 1 月余。既往有子宫肌瘤病史，盆腔偏右侧触及一实性肿物，直径约 20cm，界清，无压痛。

【实验室检查】尿妊娠试验（−），血常规无异常。

【超声表现】见图 22-1。

【超声诊断】宫体右侧低回声包块，考虑浆膜下肌瘤变性可能性大。

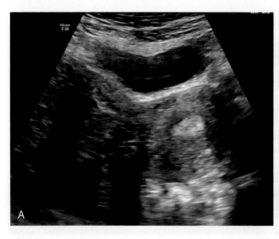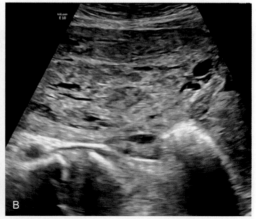

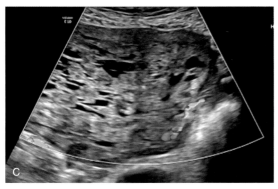
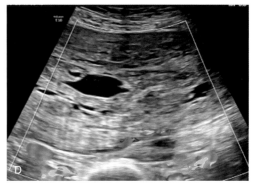

图 22-1　盆腔声像图表现

经腹超声检查(A)宫体右侧见低回声,与子宫分界不清(上缘达脐水平,下缘达宫颈内口上方,右侧达右髂嵴,左侧缘越过腹中线左侧 5cm);(B)包块内部见多发无回声,呈蜂窝状;CDFI(C、D)周边见血流信号。

【超声诊断依据】既往子宫肌瘤病史,宫体右侧包块与子宫肌层未见明显分界,且本次检查肌瘤体积较之前明显增大;内部回声不均并见多发无回声,考虑为肌瘤变性,内部坏死液化,形成多发囊腔样结构。

【病理诊断】子宫平滑肌瘤,伴水肿、囊性变。

病例 23　子宫肌瘤伴钙化

【病史】女性,47 岁,G$_2$P$_1$,发现子宫肌瘤 10 年余。

【超声表现】见图 23-1。

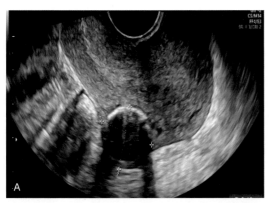
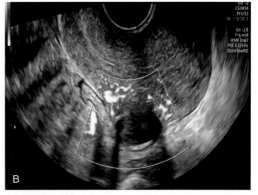

图 23-1　盆腔声像图表现

经阴道超声检查(A)子宫前壁可见低回声,大小约 2.1cm×1.9cm,边界清晰,
形态规则,周边可见环状强回声;能量多普勒(B)未见明显血流信号。

【超声诊断】子宫肌瘤伴钙化。

【超声诊断依据】子宫肌瘤伴钙化可发生在肌瘤的任何部位,最常出现于肌瘤表面,形成包绕肌瘤的强回声环。部分肌瘤的钙化可发生在肌瘤内部,形成点状或不规则形态的强回声,伴明显声影。

【病理诊断】(子宫肌瘤)平滑肌瘤钙化。

病例 24　子宫富于细胞平滑肌肿瘤

【病史】女性,53 岁,G_3P_1,查体发现盆腔肿物 7 年。

【实验室检查】血清肿瘤标记物未见异常。

【超声表现】见图 24-1。

【超声诊断】子宫囊实性占位,考虑子宫肌瘤变性可能。

【超声诊断依据】富于细胞平滑肌肿瘤是一种尚有恶性潜能未定型的平滑肌瘤(交界性肿瘤),其临床表现、病程与普通平滑肌瘤相似。超声表现比典型的平滑肌瘤回声更低,大部分内部血流信号较丰富。

【病理诊断】(子宫肌瘤)梭形细胞肿瘤,结合免疫组化符合富于细胞平滑肌肿瘤,局部生长活跃,边界不清,萎缩性子宫内膜。

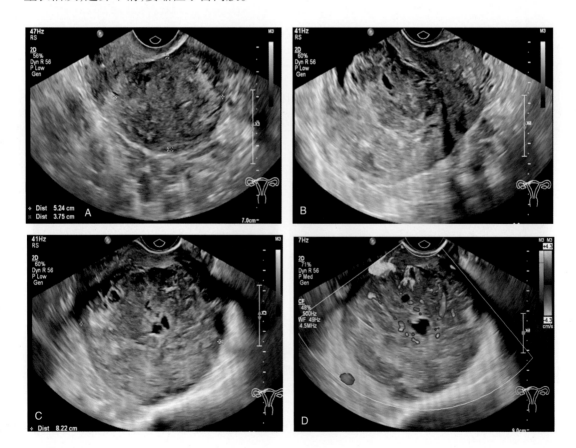

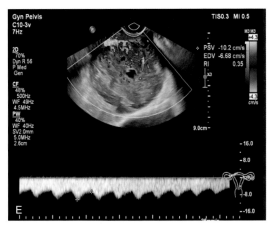

图 24-1 盆腔声像图表现

经阴道超声检查(A~C)子宫右侧壁可见巨大囊实性占位,大小约 9.1cm×
8.2cm×6.4cm,边界清,形态规则,向外隆起,内可见多发片状无回声;CDFI 及
PW(D、E)内部及周边可见较丰富的血流信号,RI 0.35。

病例 25 子宫脂肪平滑肌瘤

【病史】女性,67 岁,绝经 17 年,体检发现盆腔肿物 1 个月。

【超声表现】见图 25-1。

【超声诊断】子宫肌瘤脂肪变性可能。

【超声诊断依据】子宫肌瘤的回声通常表现为回声稍减弱区,肌瘤假包膜使得肌瘤与子
宫肌层分界清晰,未变性的肌瘤内部回声均匀。肌瘤脂肪变性时肌瘤回声增强,呈高至强回
声团。

【病理诊断】(子宫肿物)平滑肌瘤中混有较多成熟脂肪细胞,符合脂肪平滑肌瘤。

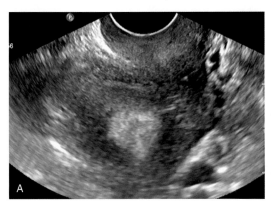
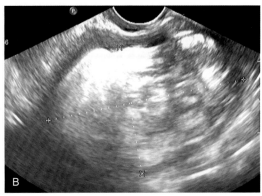

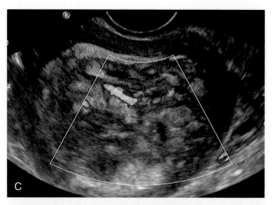

图 25-1　盆腔声像图表现

经阴道超声检查示宫体矢状切面(A)子宫内膜不厚,(B)子宫后壁见不均质回声,
边界尚清,形态规则;CDFI(C)内可见点条状血流信号。

病例 26　子宫腺肌病(1)

【病史】女性,32 岁,G_2P_1,痛经 5 年余。

【超声表现】见图 26-1。

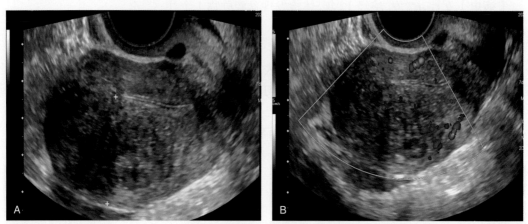

图 26-1　盆腔声像图表现

经阴道超声检查(A)示子宫体积增大,形态饱满,肌层回声不均匀,肌壁增厚,
以后壁为著,后方呈"栅栏样"改变;CDFI(B)血流信号不丰富。

【超声诊断】子宫腺肌病。

【超声诊断依据】子宫腺肌病常见症状为痛经,可伴有经期延长,经量增大。超声上根据病灶分布和回声特征可分为弥漫型、前 - 后壁型、局灶型。超声表现为子宫不规则增大,病灶区肌层增厚,回声不均,伴"栅栏样"衰减。宫腔内膜线可有移位。

【病理诊断】(全子宫)子宫腺肌病。

病例 27　子宫腺肌病（2）

【病史】女性，38 岁，G_1P_1，痛经 8 年余。

【超声表现】见图 27-1。

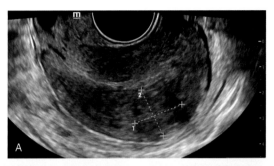

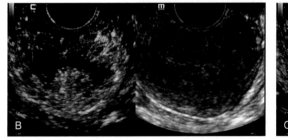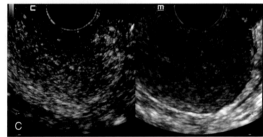

图 27-1　盆腔声像图表现

经阴道超声检查（A、B）子宫前壁见不均质低回声，CDFI 示血流信号不丰富；

超声造影检查示增强早期（C）与子宫肌层同步。

【超声诊断】子宫增大伴肌层回声不均，考虑子宫内膜异位症可能。

【超声诊断依据】子宫腺肌病通常表现为子宫均匀性增大或不增大，有时也可表现为不均匀增大，由于异位的内膜在肌层周期性出血，使得局部纤维组织增生，所以子宫肌壁增厚，并好发于子宫后壁，引起后壁明显增厚；子宫肌层可表现为回声增强，呈细小点状回声增强，由于局部不断出血，还可见子宫肌层的小囊腔结构。超声造影可表现为增强早期病变区造影剂灌注显影多与子宫肌层同步，达峰时多呈不均匀高或等增强，与正常肌层无明显界限。增强晚期与子宫肌层同步消退，呈不均匀低增强。当子宫呈局限性增大形成腺肌瘤时，增强早期病灶略早于正常肌层增强，达峰时呈不均匀高增强，增强晚期与子宫同步消退，呈不均匀等增强，与正常子宫肌层无明显界限。

【病理诊断】（全子宫）子宫腺肌病。

病例 28　子宫腺肌病合并卵巢子宫内膜异位囊肿

【病史】女性,36 岁,G_4P_1,痛经加重半年伴经量过多、经期延长;人工流产 3 次。妇科检查子宫增大、质硬且有压痛。

【超声表现】见图 28-1。

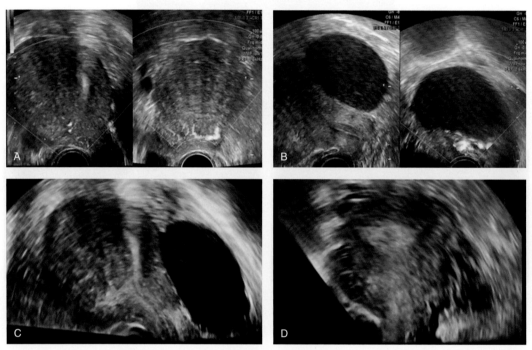

图 28-1　盆腔声像图表现

经阴道超声检查(A)示子宫不对称增大,前壁肌层明显增厚、回声不均,边界不清,内以等回声为主,间杂小无回声区及点状强回声,后伴栅栏状回声衰减,子宫内膜受压后移;近场病灶内可见点条状血流信号放射状分布,远场未见明显血流信号;(B)右卵巢内见椭圆形无回声,壁稍厚,透声差,内见细密点状中等回声,其内未见血流信号;超声三维成像(C、D)示子宫不对称增大,宫腔受压致宫腔形态显示不清。

【超声诊断】子宫前壁肌层增厚、回声不均,考虑子宫腺肌病;右卵巢内囊性占位,考虑子宫内膜异位囊肿。

【超声诊断依据】异位内膜在子宫肌层呈弥漫性生长时,病变肌层增厚,子宫呈均匀性球形增大,宫腔内膜线居中。病变局限于前壁或后壁肌层时,子宫呈不对称性增大,内膜线前移或后移。超声表现病变肌层呈不均匀分布的粗颗粒状回声,伴栅栏状声衰减;可伴卵巢内膜异位囊肿。CDFI 示病灶区星点状或放射状血流信号,有时因病灶区衰减明显,血流信号减少。

病例 29　子宫腺肌瘤

【病史】女性,45 岁,G$_2$P$_1$,进行性痛经伴经量过多 1 年;人工流产 1 次;妇科检查子宫增大、质硬且有压痛。

【超声表现】见图 29-1。

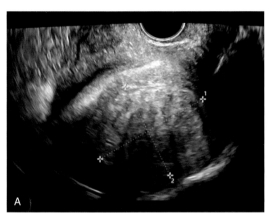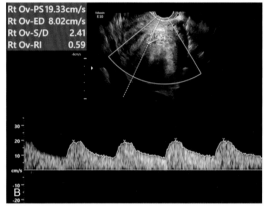

图 29-1　盆腔声像图表现

经阴道超声检查(A)示子宫形态饱满,后壁局限性增厚,回声不均,范围约 6.5cm × 5.3cm,
边界模糊,后方略呈"栅栏样"改变;CDFI 及 PW(B)示周边血流信号,RI 0.59。

【超声诊断】子宫腺肌瘤可能。

【超声诊断依据】腺肌病病灶呈局限性生长形成结节或团块,似肌壁间肌瘤,称为子宫腺肌瘤。子宫不规则增大、形态欠规整,病灶相对较局限,呈瘤样,但边界较模糊,无假包膜,与子宫正常肌层分界不清。CDFI:病灶区星点状或放射状血流信号,有时因病灶区衰减明显,血流信号减少。

病例 30　盆腔子宫内膜异位症

【病史】女性,26 岁,月经期肛门深处固定点疼痛 3 年余,近半年加重。体格检查:阴道后方触及一包块,约 1.5cm × 0.8cm,质硬,活动度差,触痛明显。

【超声表现】见图 30-1。

【超声诊断】阴道与直肠之间低回声,考虑子宫内膜异位症。

【超声诊断依据】阴道与直肠之间低回声结节,内无血流信号。结合患者月经期肛门深部疼痛,妇科检查于该处触及一质硬包块,触痛明显等特征考虑盆腔子宫内膜异位结节。

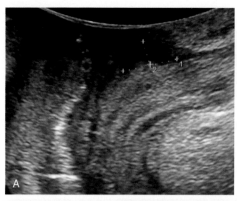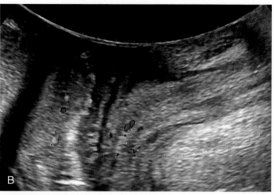

图 30-1　盆腔声像图表现

经会阴超声检查(A)示阴道与直肠之间低回声,边界不清;CDFI(B)示低回声内未见血流信号。

病例 31　腹壁子宫内膜异位症

【病史】女性,35 岁,剖宫产术后 3 年,月经期腹壁瘢痕处疼痛 2 年余,近半年加重。体格检查:腹壁瘢痕处触及包块,直径约 2cm,质硬,活动度差,压痛明显。

【超声表现】见图 31-1。

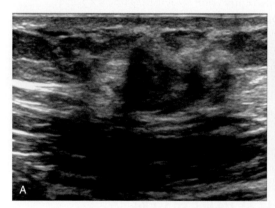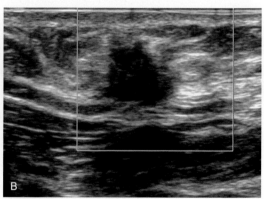

图 31-1　腹壁声像图表现

腹壁瘢痕处切面(A)皮下脂肪层见低回声,形态不规则,边界不清,无明显包膜,
与后方筋膜层分界不清;CDFI(B)示包块内未见明显血流信号。

【超声诊断】腹壁切口后方异常回声,结合临床考虑子宫内膜异位症。

【超声诊断依据】患者有腹部手术史,尤其是剖宫产史;切口部位皮下脂肪层、筋膜层或肌层内低回声肿物;肿物伴随与经期一致的周期性疼痛。

【病理诊断】子宫内膜异位症(腹壁手术切口瘢痕下)。

病例 32　子宫瘢痕憩室

【病史】女性,33 岁,经期延长及性交后阴道出血;G₂P₂,剖宫产 2 次,月经周期正常,尿人绒毛膜促性腺激素(hCG)(-)。

【超声表现】见图 32-1。

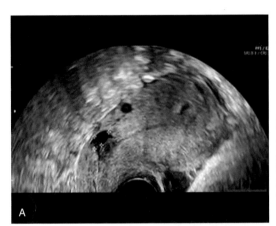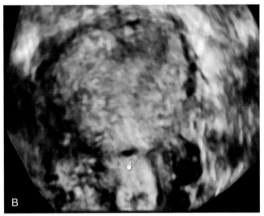

图 32-1　盆腔声像图表现

经阴道超声检查(A)示子宫前壁下段切口处无回声,与宫腔相通,该处子宫肌层变薄,
浆膜层连续;超声三维成像(B)示前壁下段切口处类圆形无回声。

【超声诊断】子宫瘢痕憩室。

【超声诊断依据】剖宫术后子宫切口愈合不良,子宫瘢痕处肌层变薄,形成一与宫腔相通的凹陷或腔隙,是剖宫术的远期并发症。部分憩室可导致患者出现经期延长或月经间期出血等症状,可能会造成再次妊娠时瘢痕部位妊娠。超声检查子宫瘢痕憩室的形态可随月经周期有变化,在历次检查中时隐时现,一般检查最佳时间是在经期或在阴道不正常出血时,此时憩室积存的血液可清楚显示。超声表现为子宫下段瘢痕处肌层内有裂隙与宫腔相通或呈一圆形或椭圆形小囊性区(憩室),与宫腔相通,且大小随其内积血、积液量的变化而变化。

【手术记录】宫腔镜下见子宫峡部前壁剖宫术后子宫切口处凹陷形成憩室结构,凹陷内可见积血;行阴式手术修复憩室。

病例 33　子宫内膜癌肉瘤

【病史】女性,62 岁,G₂P₁,体检发现宫腔占位 10 日,不伴有阴道出血。绝经 12 年,绝经后无阴道出血。

【实验室检查】血清 CA125 145.4U/ml（＜35U/ml），癌胚抗原 7.4ng/ml（＜5.00ng/ml）。

【其他影像学检查】PET/CT 示子宫体内不规则团块状软组织密度影，代谢显著增高，考虑恶性可能性大。

【超声表现】见图 33-1。

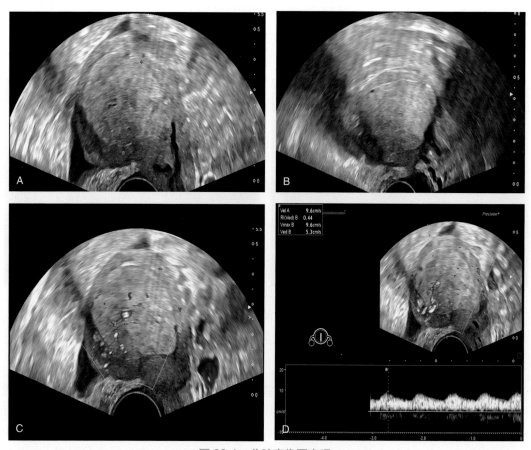

图 33-1　盆腔声像图表现

经阴道超声检查（A、B）示宫腔内不均质高回声，范围约 4.0cm×5.1cm×2.9cm，边界不清晰，形态欠规则，与子宫肌层分界不清，子宫内膜显示不清；CDFI 及 PW（C、D）示血流信号较丰富，RI 0.44。

【超声诊断】子宫宫腔占位，考虑子宫内膜病变，恶性可能性大。

【超声诊断依据】子宫内膜癌肉瘤是一种由恶性上皮及间叶成分混合组成的子宫恶性肿瘤，多见于绝经后女性，体积可以很大并侵犯子宫肌层。宫腔内团块状高回声占位，形态不规则，与正常组织分界不清，考虑侵犯肌层，血流信号较丰富，RI 0.44，考虑恶性可能。

【病理诊断】形态学结合免疫组化符合癌肉瘤（恶性苗勒混合瘤），侵及浅肌层（＜1/2 肌层），未累及两侧宫旁及宫体下段。

病例 34　子宫内膜腺肉瘤

【病史】女性,30岁,不规则阴道出血6月余。

【超声表现】见图34-1。

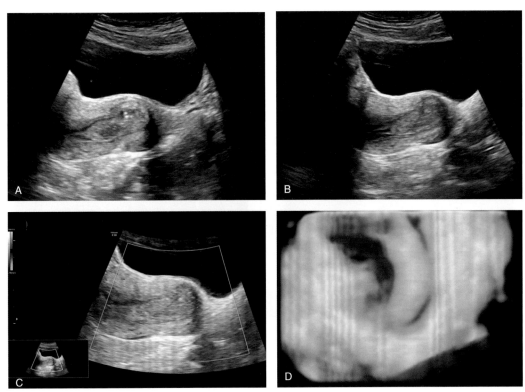

图 34-1　盆腔声像图表现

经腹超声检查(A、B)示子宫中下段宫腔至宫颈管内中等回声,形态尚规则,部分边界清晰,肿物近宫颈前唇处分界欠清,边缘模糊,内可见点状强回声;部分宫腔可见分离;CDFI(C)宫腔内占位可见短条状血流信号;超声三维成像(D)示宫腔内实性占位。

【超声诊断】子宫下段宫腔至宫颈管内实性占位,子宫内膜息肉样病变可能。

【超声诊断依据】子宫体上皮 - 间叶混合性肿瘤同时含有上皮及间叶两种成分,包括腺纤维瘤、腺肉瘤及恶性苗勒管混合瘤,肿瘤一般生长于子宫内膜,呈息肉样突向宫腔。

【病理诊断】混合性上皮 - 间叶肿瘤,结合免疫组化,符合低级别腺肉瘤。

病例 35　子宫内膜间质肉瘤

【病史】女性,49 岁,不规则阴道出血 3 月余。

【超声表现】见图 35-1。

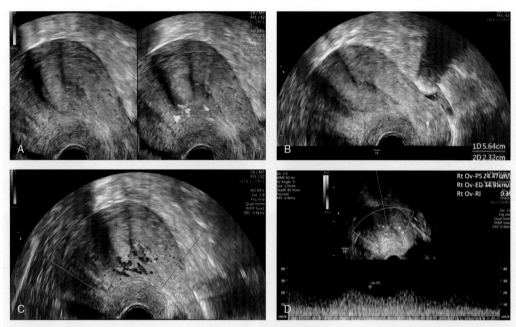

图 35-1　盆腔声像图表现

经阴道超声检查(A)示子宫宫体增大呈球形,形态欠规则,肌壁增厚,以前壁为著;CDFI(B)示血流信号分布较多、呈星星点状;宫腔内可见不均质稍低回声区,范围约 5.6cm×2.3cm,边界欠清,与周边肌层分界不清。CDFI 及 PW(C、D)示稍低回声内较丰富的点条状血流信号,RI 0.39。

【超声诊断】子宫增大;宫腔内异常回声提示内膜癌不除外。

【超声诊断依据】子宫内膜间质肉瘤来源于内膜的未分化间叶细胞,低度恶性间质肉瘤如果未合并有子宫肌层病变,子宫形态规则,体积正常或稍大,宫腔可见息肉样病变,与子宫内膜分界欠清,病变内血管保留了螺旋动脉的分布特点,呈树枝状,血流信号极为丰富,瘤体突入宫腔部分血流丰富,呈低阻动脉血流,低度恶性间质肉瘤均有肌层浸润,浸润肌层部分血流信号粗大。

【病理诊断】子宫肿瘤符合低级别子宫内膜间质肉瘤,血管内见肿瘤组织,侵犯子宫壁全层,局部侵破浆膜层,局部出血。

病例 36　　子宫内膜增生

【病史】女性,44岁,G_2P_1,不规则月经出血20日,以往月经周期规律,尿妊娠试验(-)。

【超声表现】见图36-1。

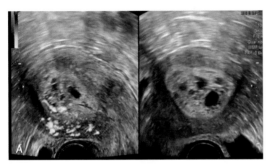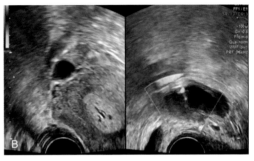

图 36-1　盆腔声像图表现

经阴道超声检查(A)示子宫内膜增厚,回声增强,内见多个无回声区,内膜与肌层分界清;CDFI示内膜区
见少许点状彩色血流信号;(B)左卵巢内见无回声区,壁薄、界清,内见细分隔,分隔处见条状血流信号。

【超声诊断】子宫内膜增厚,考虑增生过长。

【超声诊断依据】子宫内膜增生是非生理性、非侵袭性的内膜异常增殖,与长期孕激素
无拮抗的雌激素长期刺激有关,病变范围往往为弥漫性,但也可能是局限的。临床主要表现
为异常子宫出血。超声表现为子宫内膜增厚,内膜外形轮廓规整,内膜基底层与子宫肌层分
界清晰。单纯型增生时内膜多呈均匀高回声,复杂型增生时内膜回声增高,内可见小囊状或
筛孔状无回声区,不典型增生时内膜回声不均,可见斑状增强回声和低回声相间。CDFI表
现为内膜内无血流信号或少量点条状血流信号。常伴发单侧或双侧卵巢内功能性小囊肿。

【手术及病理】行诊断性刮宫术,刮出物病理检查结果为过度增生性子宫内膜(非典型,
中度)。

病例 37　　子宫内膜息肉(1)

【病史】女性,33岁,G_2P_0,经期延长,继发不孕,人工流产两次。

【超声表现】见图37-1。

【超声诊断】子宫内膜息肉。

【超声诊断依据】子宫内膜息肉是由子宫内膜局部过度增生所致,位于子宫腔内的单个
或多个光滑肿物,蒂长短不一;病因认为与内分泌紊乱及炎症因素有关。可引起不规则阴道
出血、经期延长、不孕。超声表现为位于子宫内膜内的稍高回声或中等回声,边界清晰,形态

呈梭形、水滴形或椭圆形,病灶部位宫腔线变形但内膜基底线正常,息肉囊性变时,内可见无回声区。血流表现:息肉蒂部及内部条状血流信号。

【手术及病理】子宫内膜息肉。

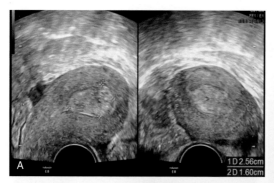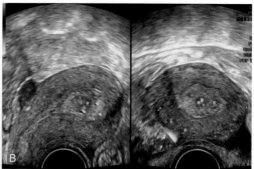
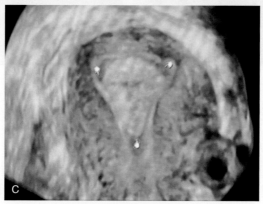

图 37-1　盆腔声像图表现

经阴道超声检查(A)示子宫内膜回声不均,宫腔中上段见高回声,呈水滴形,边界清,与肌层分界清,内膜基底层完整;CDFI(B)示高回声团内较丰富的血流信号;超声三维成像(C)示宫腔中上段团块状占位,边界清,内膜基底层完整。

病例 38　子宫内膜息肉(2)

【病史】女性,35 岁,阴道不规则出血。

【超声表现】见图 38-1。

【超声诊断】子宫内膜息肉。

【超声诊断依据】同病例 37。

【病理诊断】子宫内膜息肉。

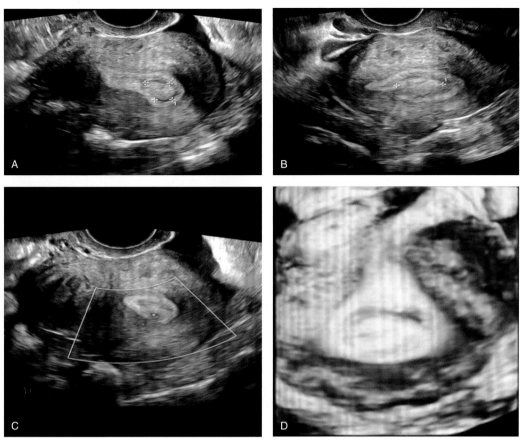

图 38-1　盆腔声像图表现

经阴道超声检查(A、B)示子宫纵切及横切宫腔内高回声团,大小约 1.8cm×1.4cm×1.0cm,边界清,形态规则。CDFI(C)示宫腔内高回声,来自子宫前壁的短条状血流信号。超声三维成像(D)可见宫腔内实性结节。

病例 39　子宫内膜息肉(3)

【病史】女性,37 岁,阴道不规则出血。

【超声表现】见图 39-1。

【超声诊断】子宫内膜息肉样病变。

【超声诊断依据】同病例 37。

【病理诊断】子宫内膜息肉。

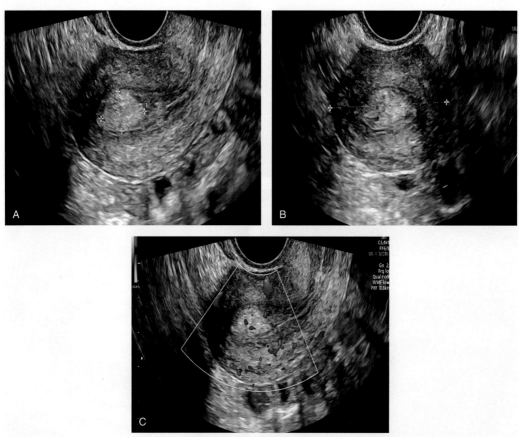

图 39-1　盆腔声像图表现

经阴道超声检查(A、B)示子宫宫腔内高回声团;CDFI(C)示高回声内短条状血流信号,来源于后壁。

病例 40　子宫内膜癌(1)

【病史】女性,66 岁,绝经后间断阴道出血 5 年。

【实验室检查】无特殊阳性。

【其他影像学检查】磁共振检查提示子宫左侧肌层内结节,考虑子宫肌瘤变性可能性大,不除外子宫平滑肌肉瘤。

【超声表现】见图 40-1。

【超声诊断】子宫宫腔至肌层异常回声,需要除外子宫内膜癌;宫腔积液。

【超声诊断依据】子宫内膜癌是发生于子宫内膜的一组上皮性恶性肿瘤,好发于围绝经期和绝经后女性。早期无特异性临床表现,出现症状者多表现为阴道出血或子宫排液。子宫内膜增厚、回声不均,呈局灶性或弥漫性不均匀混合回声,合并宫腔积液时表现为宫腔内不规则无回声区;病灶处内膜基底线消失,与肌层分界不清;子宫内膜内及内膜基底部可显示丰富血流信号,有肌层及宫颈侵犯时受累部位呈低而不均匀回声,内见丰富血流信号。

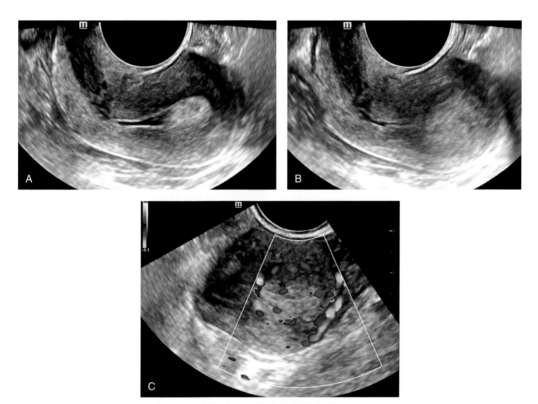

图 40-1　盆腔声像图表现

经阴道超声检查(A)示子宫腔分离,宫底部宫腔内高回声。扫查子宫肌层(B)可见宫腔内高回声团延续至肌层,边界不清,范围约至肌层 2/3。CDFI(C)示团块内及周边较丰富的血流信号。

【病理诊断】(子宫 + 双附件)子宫内膜样癌(FIGO Ⅱ级),肿瘤侵达肌层(垂直浸润深度>2/3 肌壁全层),累及左侧宫角,未累及子宫下段及左右宫旁组织。

病例 41　子宫内膜癌(2)

【病史】女性,52 岁,G_4P_2,阴道出血 20 日,加重 3 日伴腰骶部疼痛。
【其他影像学检查】磁共振检查考虑子宫内膜癌 Ⅱ期(癌灶侵犯宫颈间质)。
【超声表现】见图 41-1。
【超声诊断】宫腔至宫颈管内实性占位,考虑子宫内膜癌侵及肌层及宫颈。
【超声诊断依据】同病例 40。
【手术及病理】子宫中分化内膜样腺癌,肿瘤侵及肌壁大于 1/2。

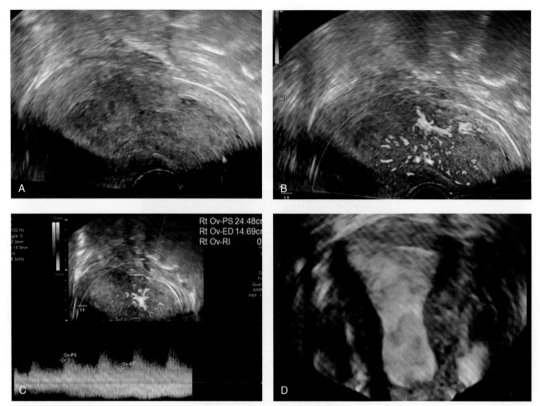

图 41-1　盆腔声像图表现

经阴道超声检查（A）示宫腔至宫颈管内不均质回声，边界不清，形态不规则，与肌层分界不清，后壁下段至宫颈肌层变薄；CDFI（B）示病灶内丰富杂乱血流信号；PW（C）示低阻血流，RI 0.40；超声三维成像（D）示宫腔至宫颈管（近外口处）异常回声。

病例 42　宫 腔 积 脓

【病史】女性，67 岁，绝经 18 年，阴道异常分泌物增多 1 年余。

【实验室检查】血白细胞计数 7.97×10^9/L；阴道分泌物：清洁度Ⅲ度；杂菌（++）；白细胞 15~30 个/HP。

【超声表现】见图 42-1。

【超声诊断】宫腔内液性区，考虑宫腔积脓。

【超声诊断依据】宫腔内炎性分泌物不能外流或引流不畅可形成宫腔积脓。临床表现可为下腹痛、发热、寒战等，宫颈管可见脓性分泌物。声像图显示宫腔内液性区伴絮状回声，未见血流，倾向脓性或血性宫腔积液。且患者为老年女性，有绝经后阴道流液症状，实验室检查提示杂菌感染，更符合宫腔积脓的诊断。

【手术记录】术中探查宫腔，有脓性分泌物流出，抽取宫腔积液，共抽出 30ml 黏稠脓性分泌物，内膜表面见多发脓栓。

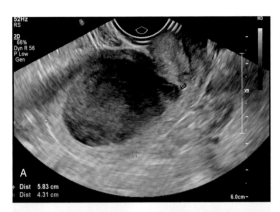

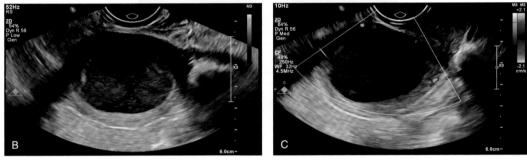

图 42-1　盆腔声像图表现

经阴道超声检查(A、B)示宫腔内液性区,内伴絮状回声。CDFI(C)未见明显血流信号。

【临床诊断】宫腔积脓。

病例 43　宫腔内节育器嵌顿

【病史】女性,35 岁,G₂P₁,宫内置环 3 年,近半年腰骶部疼痛,阴道出血。

【超声表现】见图 43-1。

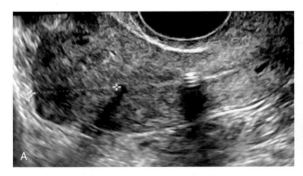

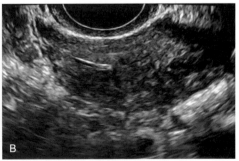

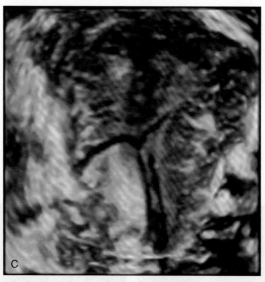

图 43-1　盆腔声像图表现

经阴道超声检查（A）示宫腔内节育器上缘距宫底浆膜层 2.5cm，（B）节育器右侧横臂嵌入深肌层；超声三维成像（C）示节育器右侧横臂达浆膜层下方。

【超声诊断】宫内节育器位置下移合并肌层嵌顿。

【超声诊断依据】患者宫内置环后出现腰骶部疼痛、阴道出血等症状。宫内节育器上缘距宫底浆膜层＞2cm，右侧横臂进入深肌层，达浆膜层下方。

第二章 异常早期妊娠

病例 44 难 免 流 产

【病史】女性,38 岁,停经 41 日,下腹部痛、阴道不规则出血 4 日。自查尿 hCG(+),3 年前剖宫产一次。

【超声表现】见图 44-1。

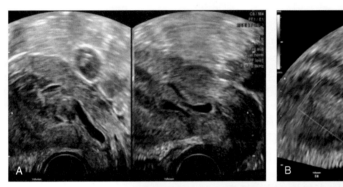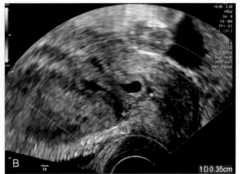

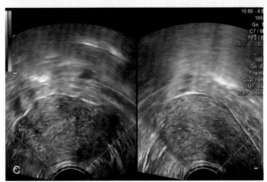

图 44-1 盆腔声像图表现

经阴道超声检查(A)示宫腔中上段积血;宫腔下段孕囊,形态不规则,张力差,内未见卵黄囊及胚芽;CDFI(B)示孕囊周边无明显血流信号,前壁下段瘢痕处未见明显异常彩色血流信号;当日复查(C)宫腔线清晰。

【超声诊断】宫腔下段类孕囊(考虑流产可能性大),宫腔积血。

【超声诊断依据】临床上流产分为先兆流产、难免流产、不全流产和完全流产四个阶段,胚胎停止发育时间较长仍未排出为稽留流产。流产是一个动态的过程,超声仅仅能观察当时的状态,不能作出临床分型的诊断。病理特征是胚胎绒毛与底蜕膜分离出血,已经分离的胚胎组织会引起子宫收缩被排出,常有腹痛、阴道出血。超声表现为孕囊张力差,可呈"泪滴形",无附着感,与子宫前壁下段瘢痕分界清楚;孕囊周边无明显血流信号。

【病理诊断】阴道排出物病理检查结果:胎盘绒毛组织。

病例 45　输卵管妊娠(妊娠囊型)

【病史】女性,30 岁,G₂P₁,停经 45 日,阴道出血 2 日。

【实验室检查】血 hCG 7 650.7U/L(0~5U/L)。

【超声表现】见图 45-1。

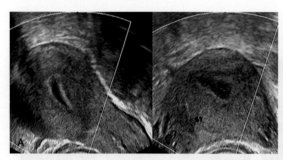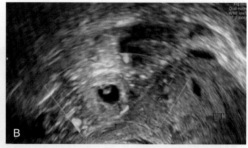

图 45-1　盆腔声像图表现

经阴道超声检查(A)示内膜分离,形成"假孕囊"样单环无回声区;(B)右附件区可见混合回声,形态规则,边界清,内可见妊娠囊,呈"双环征",内可见卵黄囊;CDFI 示混合回声周边血流信号。

【超声诊断】右附件区混合回声包块:异位妊娠。

【超声诊断依据】输卵管妊娠是最常见的异位妊娠,占异位妊娠的 95%,其中输卵管壶腹部妊娠占输卵管妊娠的 78% 左右。在合体滋养细胞产生的 hCG 作用下,子宫增大及内膜出现蜕膜反应增厚,或内膜分离征,形成"假孕囊"样单环无回声区,易误认为是宫内孕囊,观察无回声无"双环征"改变。蜕膜自宫壁剥离时宫腔内可见积血征象。妊娠囊型超声表现为异位妊娠包块内可见妊娠囊,呈"双环征",部分显示卵黄囊、胚芽及胎心搏动;包块周边可探及血流信号。

【病理诊断】(右输卵管内容物)坏死组织、血块、绒毛及少量输卵管组织。

病例 46　输卵管妊娠(包块型)

【病史】女性,32 岁,G₂P₁,停经 42 日,阴道出血 2 日,伴腹痛、腹胀。

【实验室检查】血 hCG 2 550.7U/L(0~5U/L)。

【超声表现】见图 46-1。

【超声诊断】右附件区混合回声包块:考虑异位妊娠。

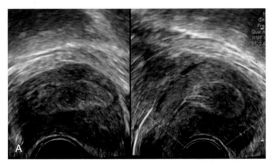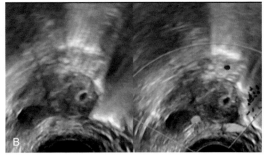

图 46-1　盆腔声像图表现

经阴道超声检查(A)示子宫内膜增厚,宫内未见妊娠囊;(B)右侧卵巢旁可见混合回声,形态规则,
边界尚清,与卵巢分界不清,CDFI 示周边未见明显血流信号。

【超声诊断依据】在合体滋养细胞产生的 hCG 作用下,子宫增大及内膜出现蜕膜反应增厚,需仔细扫查宫内情况,有无呈双环状的小无回声。包块以混合回声为主,内可见无回声区;包块较小时需旋转探头多切面观察是否为立体结构;包块周边可探及少量血流信号。包块与卵巢分界不清时,在卵巢与包块间滑动探头同时腹部加压,动态观察包块与卵巢有无相对运动。观察有无蠕动,除外肠管内容物。

【病理诊断】(右输卵管内容物)坏死组织、血块、绒毛及少量输卵管组织。

病例 47　输卵管妊娠(破裂型)

【病史】女性,27 岁,阴道少量出血 3 日伴下腹部胀痛 1 日。G_2P_0,停经 50 日,10 日前自查尿 hCG(+)。阴道后穹窿穿刺,穿出不凝血。

【超声表现】见图 47-1。

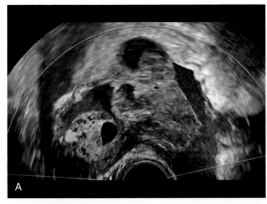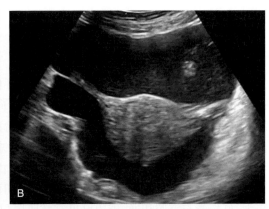

图 47-1　盆腔声像图表现

经阴道超声检查(A)示右侧卵巢旁见混合回声,形态不规则,边界不清,与卵巢及子宫分界清;CDFI 示右卵巢内环状血流信号,混合回声内点状血流信号;卵巢、混合回声及肠管漂浮于游离无回声区内;经腹超声检查(B)示盆腔内大片游离无回声区,透声差,子宫漂浮其内。

【超声诊断】右附件区混合回声,考虑异位妊娠破裂;盆腔积血。

【超声诊断依据】妊娠试验阳性可与其他附件包块破裂鉴别。破裂型异位妊娠包块呈不规则的团状,边界不明显,回声杂乱,随血凝块形成的时间不同而呈不同的回声,伴盆腔或腹腔积血;破裂型的包块多不能检测到血流。属于妇科危急值。

【病理诊断】(右输卵管破口处外溢物)绒毛、坏死组织、血块及少量输卵管组织。

病例 48 宫 角 妊 娠

【病史】女性,28岁,G_3P_1,停经40日。1年前人工流产一次,自查尿hCG(+),无腹痛及阴道出血。

【超声表现】见图48-1。

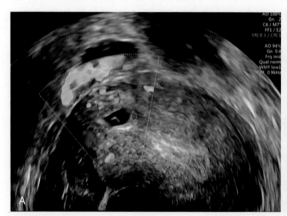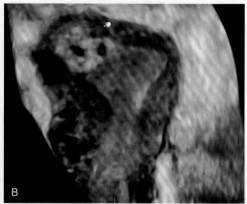

图48-1 盆腔声像图表现

经阴道超声检查示宫底横切面(A)右侧宫角部妊娠囊,与宫腔相连通,周边肌层可见,妊娠囊与肌层交界处丰富血流信号;超声三维成像(B)示妊娠囊位于宫腔右侧宫角处,右侧宫角膨大,妊娠囊与宫腔内膜相通,周边有完整的肌层包绕。

【超声诊断】右侧宫角部妊娠。

【超声诊断依据】受精卵着床于输卵管开口于子宫角部的腔隙内发生的妊娠,严格意义来讲不属于异位妊娠。部分病例妊娠囊可渐向宫腔内生长至正常位置,如果胎盘附着于角部,有妊娠晚期子宫角部破裂的风险或产后胎盘组织残留的风险。也可能妊娠囊向外(间质部)生长,发生早期子宫破裂。对于有生育要求的患者可用超声动态观察妊娠囊的位置、绒毛膜板植入的位置及宫角底部肌层的厚度。由于妊娠囊位于一侧宫角部,超声检查在子宫正中矢状切面往往观察不到妊娠囊;宫腔横切面扫查时在一侧宫角部显示妊娠囊,该处宫角膨大,妊娠囊与宫腔相通,周边可见完整肌层包围。

【手术记录】宫腔镜见宫腔右侧角部妊娠样组织物,部分嵌顿于子宫肌层,右侧输卵管开口未见,左侧输卵管开口可见;双极汽化电切宫腔角部妊娠物组织,电切宫腔粘连,复视宫腔大小形态正常。

病例 49　输卵管间质部妊娠

【病史】女性,30 岁,G_1P_0,停经 40 日,阴道出血 1 日。无腹痛,5 日前自查尿 hCG(+)。
【超声表现】见图 49-1。

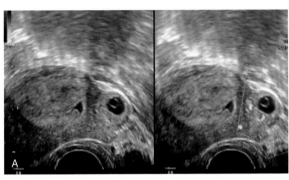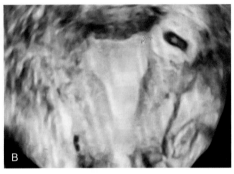

图 49-1　盆腔声像图表现

经阴道超声检查示宫底横切面(A)左侧宫底部外突混合回声,内有无回声及卵黄囊,与宫腔不相通,周边无完整肌层环绕,CDFI 示混合回声周边条状血流信号;超声三维成像(B)示宫腔内无妊娠囊,双侧宫角可见,左侧宫底部外突混合回声,与宫腔不相通,周边无完整肌层包绕。

【超声诊断】左侧输卵管间质部妊娠。

【超声诊断依据】输卵管间质部即输卵管子宫部,为输卵管穿过子宫壁的狭长部分,长度约 1cm,受精卵在此处着床并生长则为输卵管间质部妊娠。间质部靠近子宫角部,间质部妊娠与角部妊娠鉴别的关键是看宫角是否完整,妊娠囊与宫腔是否相通。间质部妊娠包块靠近宫底部浆膜层,周围仅有菲薄的肌层或无明显肌层围绕,容易破裂,临床需要积极处理。超声表现为宫腔形态完整,双侧宫角可显示;病灶与宫角内膜不相通或仅为细线状相通(间质线征);病灶所在一侧宫底部向外凸出,子宫底部有明显压迹;包块外上方肌层菲薄或消失。

【手术记录】腹腔镜下左输卵管间质部开窗取胚 + 注药术,术中见左输卵管粘连,间质部增粗,呈紫蓝色,无破口,电刀切开右输卵管间质部 1cm,取出管内组织送检,见绒毛。

病例 50　宫内妊娠合并输卵管间质部妊娠

【病史】女性,33 岁,G_3P_0,人工流产两次,因继发不孕行体外受精 - 胚胎移植(IVF-ET)术后 30 日,放胚两枚,无腹痛及阴道出血。

【实验室检查】血 hCG 47 253.6U/L(0~5U/L)。

【超声表现】见图 50-1。

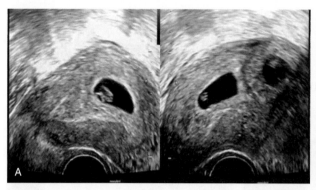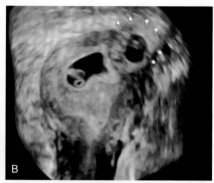

图 50-1　盆腔声像图表现

经阴道超声检查(A)示正中矢状切面宫腔内一个妊娠囊;宫底部横切面左侧宫底部另有一妊娠囊,与宫腔无明显相通,周边无明显肌层环绕;超声三维成像(B)示宫腔内一妊娠囊,子宫左侧宫底部另有一妊娠囊,与宫腔未见相通,左侧宫底部外突膨大,妊娠囊周边无肌层包绕。

【超声诊断】宫内妊娠并左侧输卵管间质部妊娠。

【超声诊断依据】同病例 49。

【手术记录】腹腔镜下行左侧间质部开窗取胚术,术中见左输卵管间质部增粗,呈紫蓝色,无破口,电刀切开左输卵管间质部 1cm,取出管内组织送检,见绒毛;保留宫内妊娠,术后5 日复查宫内妊娠存活。

病例 51　宫内妊娠合并输卵管妊娠

【病史】女性,24 岁,停经 46 日,腹痛 2 日,阴道出血 1 日。

【实验室检查】血 hCG 2 368U/L(0~5U/L)。

【超声表现】见图 51-1。

【超声诊断】宫内小囊,考虑宫内早孕;右附件区混合回声包块,考虑异位妊娠。

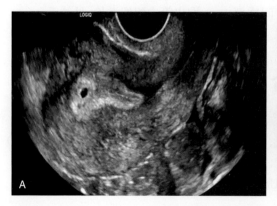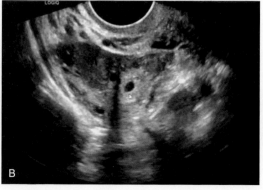

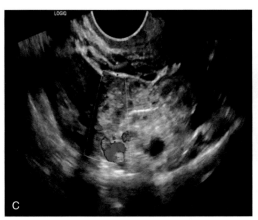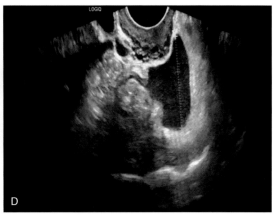

图 51-1　子宫卵巢声像图表现

经阴道超声检查示子宫矢状切面(A)宫腔内小囊结构,内无明确卵黄囊;(B)右附件区示右卵巢内侧混合回声,内有厚壁样中高回声结构,中央为无回声,其内见卵黄囊样结构;CDFI(C)示周边条状血流信号;盆腔(D)有积液,深约 3.5cm。

【超声诊断依据】宫内小囊周围可见高回声蜕膜反应,考虑宫内妊娠;右附件区卵巢旁见混合回声结构,其内囊性结构周围为厚壁样高回声,即 Donut 征,囊性结构内可见卵黄囊样结构,考虑异位妊娠。

【病理诊断】右侧输卵管及内容物内见少许滋养叶细胞,符合输卵管妊娠;子宫内膜组织高度分泌反应,间质蜕膜样变。

【术后复查】术后 10 日复查超声,提示宫内小囊,可见卵黄囊,考虑宫内早孕,后常规产检,孕 40^+ 周正常分娩。

病例 52　子宫肌壁间妊娠(妊娠囊型)

【病史】女性,28 岁,停经 42 日,阴道出血 1 日;无腹痛,G_2P_0,3 年前人工流产一次,7 日前自查尿 hCG(+)。

【超声表现】见图 52-1。

【超声诊断】子宫肌壁间妊娠。

【超声诊断依据】受精卵通过损伤的子宫内膜或通过浆膜进入子宫肌层并着床于子宫肌层内的妊娠为肌壁间妊娠。绒毛植入子宫肌层,随着胚胎生长发育极易侵蚀肌层血管引起子宫破裂,导致腹腔大出血而危及患者生命。超声分为 3 种类型。①妊娠囊型:子宫肌层内可见孕囊;②包块型:以混合回声为主,内见不规则的无回声。③破裂型:以腹腔积血为主要表现,肌层局部病灶常难以显示。妊娠囊型和包块型的超声表现为宫腔形态完整,病灶位于子宫肌层,与宫腔不相通,周边有肌层包绕;病灶所在处肌层可向外突;病灶周边可探及滋养层血流(持续存在、频谱增宽,舒张期血流丰富,呈低阻血流)。

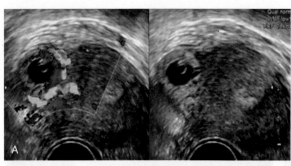
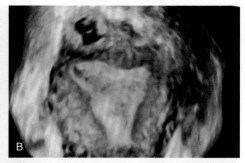

图 52-1 盆腔声像图表现

经阴道超声检查(A)示宫体底部肌层内外突妊娠囊,外突部分周边仅有宫底浆膜层,妊娠囊周边肌层内丰富环状血流信号;超声三维成像(B)示宫腔形态完整,宫底部肌层内妊娠囊,与宫腔不相通,周边见肌层。

【手术记录】腹腔镜下子宫肌壁间妊娠切开取胚＋注药术,术中见子宫右底部局部膨出,暗红色,无破口,电刀切开膨出最高处 1cm,取出组织送检,见绒毛。术后诊断为子宫肌壁间妊娠。

病例 53　子宫肌壁间妊娠(包块型)

【病史】女性,40 岁,停经 45 日,阴道出血 3 日,无腹痛。G_4P_1,人流 2 次,6 年前剖宫产一次,5 日前在家自查尿 hCG(+)。

【超声表现】见图 53-1。

【超声诊断】子宫肌壁间妊娠。

【超声诊断依据】同病例 52。

【手术记录】腹腔镜下见子宫饱满,形态略失常,无破口;经阴道超声定位下电刀切开子宫左前壁上段膨隆处,切口约 1cm,取出血块样组织送检,见绒毛。术后诊断为子宫肌壁间妊娠。

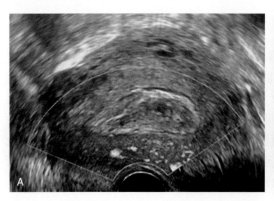
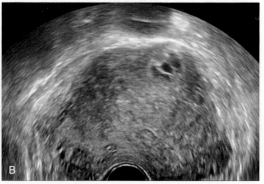

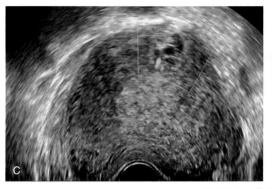
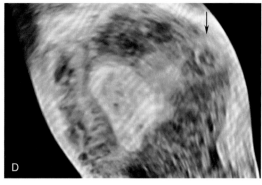

图 53-1　盆腔声像图表现

经阴道超声检查(A)示子宫内膜增厚,回声不均,宫腔内未见妊娠囊;(B)子宫左前壁上段肌层内见稍外突混合回声,周边见完整肌层包绕,与宫腔不相通;CDFI(C)示混合回声周边稍丰富点条状血流信号;超声三维成像(D)示子宫左前壁上段肌层内稍外突混合回声,与宫腔不相通,周边有完整肌层包绕。

病例 54　残角子宫妊娠

【病史】女性,20 岁,G_1P_0,停经 10^{+3} 周,下腹痛 2 日,加重 1 日;下腹胀痛、肛门坠胀,无阴道出血。

【超声表现】见图 54-1。

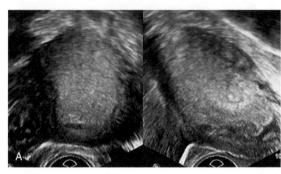
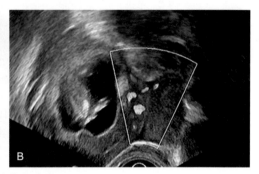

图 54-1　盆腔声像图表现

经阴道超声检查(A)示宫底横径较窄,宫腔内未见妊娠囊;(B)子宫体右侧见妊娠囊,周边见肌层,与左侧宫体相连,血流亦相连。

【超声诊断】残角子宫妊娠。

【超声诊断依据】受精卵着床和发育于残角子宫的一种异位妊娠,多发生在Ⅰ型和Ⅱ型残角子宫。在孕早期检查时易误认为是正常宫内妊娠或是双子宫一侧宫内妊娠而漏诊,或是被误诊为宫角妊娠、附件包块、输卵管妊娠等。孕中期检查时只关注胎儿及附属物,忽略了子宫肌层、妊娠宫腔与宫颈关系的观察,没有扫查到对侧宫体而漏诊。残角子宫的肌层发育不良,宫腔会随着胚胎的持续发育而发生破裂,引发严重后果。

超声表现为盆腔内一子宫呈单角状,单角侧宫腔内无妊娠囊,而在其对侧中、下段外侧子宫旁显示一圆形或椭圆形肌样组织回声(残角子宫)包绕的包块,包块内可见妊娠囊或胚胎,妊娠囊与宫颈无延续性。妊娠囊周边有薄肌层包绕,超声扫查强调连续横切面的扫查,观察妊娠囊与宫颈是否相通。

【手术记录】行开腹探查术+右侧残角子宫切除术+右侧输卵管切除术+盆腔粘连分离术。术中见左侧子宫正常大小,右侧见一残角子宫,无破口;残角侧输卵管与卵巢膜样粘连,外观未见明显异常。

【病理诊断】(右侧残角子宫及内容物)胚胎组织,退变的胎盘组织及平滑肌组织。

病例 55　瘢痕妊娠(妊娠囊型)(1)

【病史】女性,29 岁,停经 45 日,不规则阴道出血 6 日;G_4P_2,2 年及 5 年前分别剖宫产一次。

【实验室检查】血 hCG 9 401U/L(0~5U/L)。

【超声表现】见图 55-1。

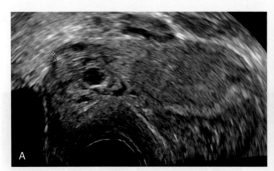 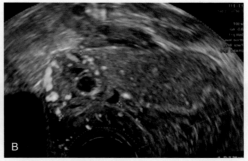

图 55-1　盆腔声像图表现

经阴道超声检查(A)示宫腔偏下段至前壁下段瘢痕处孕囊样回声,绒毛膜板位于瘢痕区域,瘢痕处肌层消失;宫腔中上段不规则无回声区,透声差。CDFI(B)示瘢痕与孕囊绒毛间丰富条状血流信号。

【超声诊断】子宫瘢痕妊娠,宫腔积血。

【超声诊断依据】瘢痕妊娠是指受精卵着床于前次剖宫产子宫切口瘢痕处的一种异位妊娠,是一个限时定义,仅限于孕早期(≤12 周)。表现为妊娠物完全或部分位于子宫腔外,周围被子宫肌层及纤维瘢痕组织所包绕。典型超声表现为宫腔内、子宫颈管内空虚,未见妊娠囊;妊娠囊着床于子宫前壁下段肌层(剖宫产子宫瘢痕部位);子宫前壁肌层连续性中断,妊娠囊与膀胱之间的子宫肌层明显变薄、甚至消失;CDFI 显示妊娠囊周边高速低阻血流信号。部分瘢痕妊娠可表现为包块型,超声表现为子宫下段瘢痕处不均质回声,内可见无回声,病灶血流较丰富,内部为低阻动脉频谱。

超声检查重点观察绒毛模板的位置是否在前壁下段瘢痕处,绒毛是否向瘢痕处成角伸入;可推压探头,观察绒毛与瘢痕是否有位移,判断绒毛模板是"跨过"还是"附着"瘢痕。经阴道超声检查优于经腹超声检查。

【手术记录】经阴道子宫瘢痕妊娠物清除＋子宫修补术,子宫下段瘢痕处菲薄,在子宫前壁下段妊娠位置处超声刀切开前壁,清除妊娠物,前壁瘢痕处部分肌层呈紫蓝色。

【病理诊断】(子宫切除物)坏死组织、血块、机化的蜕膜组织、滋养叶细胞、平滑肌组织及纤维、脂肪组织;(子宫妊娠清除物)绒毛组织。

病例 56　瘢痕妊娠(妊娠囊型)(2)

【病史】女性,35 岁,G₂P₁,停经 48 日,阴道出血 1 日。

【病史】女性,35 岁,G_2P_1,停经 48 日,阴道出血 1 日。

【实验室检查】血 hCG 7 600U/L(0~5U/L)。

【超声表现】见图 56-1。

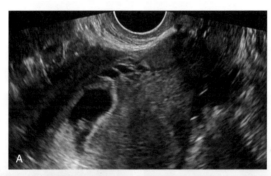

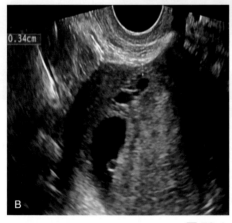
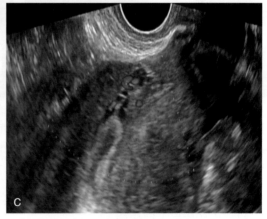

图 56-1　盆腔声像图表现

经阴道超声检查示子宫矢状切面(A、B)宫腔内孕囊,其内见胎芽,孕囊下方部分
位于前壁瘢痕处,该处肌层变薄;CDFI(C)示混合回声内丰富血流信号。

【超声诊断】子宫瘢痕妊娠(Ⅰ型)。

【超声诊断依据】同病例 55。

【病理诊断】清宫术后瘢痕处病理为绒毛及蜕膜样组织。

病例 57　瘢痕妊娠（包块型）

【病史】女性,34 岁,停经 7^{+2} 周。
【实验室检查】血 hCG 12 234U/L（0~5U/L）。
【超声表现】见图 57-1。

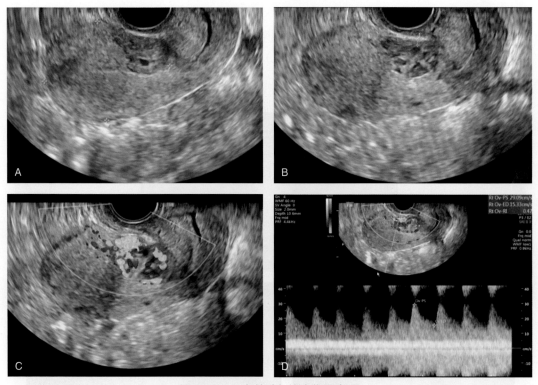

图 57-1　子宫前壁包块声像图表现

经阴道超声检查（A、B）示子宫前壁下段混合回声,内可见多发大小不等无回声;子宫前壁下段包块处肌层变薄,厚约 0.13cm。CDFI 及 PW（C、D）示团块内呈丰富血流信号,收缩期峰值血流速度（PSV）29cm/s,RI 0.47。

【超声诊断】子宫前壁下段混合回声包块,考虑瘢痕妊娠可能。
【超声诊断依据】同病例 55。
【病理诊断】（宫腔下段前壁）送检为绒毛、蜕膜及高分泌状态的子宫内膜组织。

病例 58　宫 颈 妊 娠

【病史】女性,36 岁,G_2P_0,体外受精 - 胚胎移植(IVF-ET)术后 28 日,放胚两枚,无腹痛及阴道出血。

【实验室检查】血 hCG 56 743.6U/L(0~5U/L)。

【超声表现】见图 58-1。

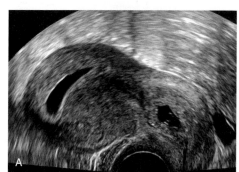 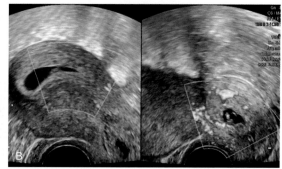

图 58-1　盆腔声像图表现

经阴道超声检查(A)示宫腔及宫颈管内孕囊,宫颈内口闭合,宫颈管内孕囊与宫颈肌层分界不清;
CDFI(B)示宫颈管内孕囊与宫颈肌层间条状彩色血流信号。

【超声诊断】宫内妊娠合并宫颈妊娠。

【超声诊断依据】宫颈妊娠是指受精卵在宫颈管内着床和发育,妊娠囊位于宫颈组织学内口水平以下,易被误诊为宫内孕流产。因宫颈壁仅含 15% 肌肉组织,余为无收缩功能的纤维结缔组织,当宫颈妊娠发生自然流产、误诊刮宫时,因子宫颈收缩力弱,开放的血管不闭锁,发生大出血,临床处理较困难。

超声表现为宫颈膨大,在宫颈内口水平以下宫颈管内见妊娠囊或不均质的实体包块,宫颈内口多闭合;探头推压妊娠包块无相对移动;孕囊或包块周边可见丰富血流信号,一般呈低速低阻型血流频谱。

【手术记录】给予甲氨蝶呤(MTX)5 日后超声引导下行宫颈内孕囊局部注药术,4 日后行超声引导下清宫术。

【病理诊断】退变的胎盘组织。

病例 59　卵 巢 妊 娠

【病史】女性,27 岁,既往月经规律,G_2P_0,因“继发不育 2 年 [+]”行辅助生殖助孕。经阴道取卵术后移植新鲜胚胎两枚,移植术后 14 日血清 hCG 109.8U/L。现因"鲜胚移植术后25 日、下腹胀痛 7 小时"就诊。

【超声表现】见图 59-1。

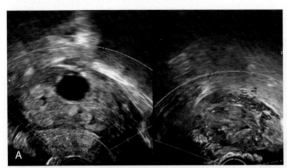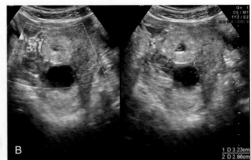

图 59-1　盆腔声像图表现

经阴道超声检查(A)示双侧卵巢增大,右卵巢内见混合回声,周边呈环状稍高回声,
中央呈无回声,内可见卵黄囊;CDFI(B)示混合回声周边条状血流信号。

【超声诊断】右卵巢内混合回声,考虑卵巢妊娠;双卵巢增大,取卵术后改变。

【超声诊断依据】卵巢妊娠是有障碍的排卵或输卵管的功能受损等原因造成的妊娠囊种植在卵巢表面或其里面。典型的未破型声像图表现为环状回声被卵巢组织包裹,内有卵黄囊或有心搏的胚胎时,诊断相对容易。病灶表现为卵巢表面非均质包块时,包括与卵巢的关系是鉴别卵巢妊娠与输卵管妊娠的关键;应用"滑动征",即用探头轻柔推压,观察包块与卵巢是否相对移动。卵巢妊娠包块位于卵巢内,与周边卵巢组织关系密切,卵巢表面包膜走行连续,加压时与周边卵巢组织关系仍一致,表现为"滑动征"阴性;输卵管妊娠与卵巢为相邻结构,两者包膜无连续性,加压后,包块与卵巢关系变化,表现为"滑动征"阳性。

【手术记录】急诊行右卵巢妊娠病灶清除术,清除物中见绒毛。

【病理诊断】(右卵巢妊娠物)坏死组织、血块及绒毛。

病例 60　腹　腔　妊　娠

【病史】女性,38 岁,既往月经规律,G_3P_1,临床孕周 12 周,外院诊断宫内早孕,来我院做胎儿颈后透明层厚度(NT)超声检查。

【超声表现】见图 60-1。

【超声诊断】腹腔妊娠(超声孕周约 11 周)并腹腔积血及积血块形成。

【超声诊断依据】腹腔妊娠是指位于子宫、输卵管、卵巢及阔韧带以外的异位妊娠,是一种较为罕见的、发生率低的异位妊娠。分原发性和继发性两种,以继发性腹腔妊娠多见。原发性腹腔妊娠指受精卵直接种植于腹膜、肠系膜、大网膜等处,极少见;继发性腹腔妊娠往往发生于输卵管妊娠流产或破裂后,偶可继发于卵巢妊娠、子宫内妊娠而子宫存在缺陷破裂后。

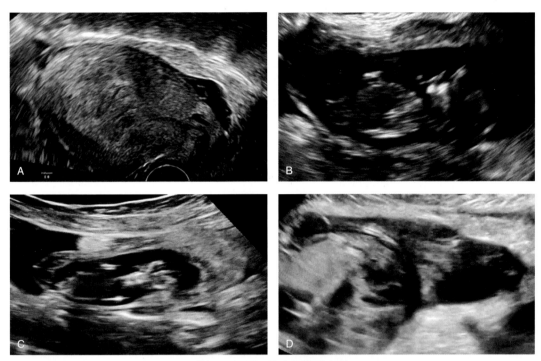

图 60-1　腹、盆腔声像图表现

经阴道超声检查(A)示子宫增大,子宫内膜增厚,宫内未见妊娠囊;经腹超声检查(B、C)示子宫体右侧见妊娠囊,内见一胎儿,妊娠囊周边未见肌层;胎盘附着于妊娠囊左侧缘;(D)腹腔内不均质低回声,边界清晰,形态欠规则,与胎盘相连。

　　①孕早期超声表现:子宫体腔空虚,没有输卵管膨大或附件区不均质包块,妊娠包块独立于子宫之外,妊娠包块可活动。②孕中期超声表现:在子宫以外的腹腔内发现内见胎儿的妊娠囊,在胎儿与膀胱之间未见子宫壁,胎儿非常接近母体前腹壁,子宫腔以外的胎盘组织。

　　腹腔妊娠的妊娠囊或包块独立于子宫、输卵管及卵巢之外,探头加压时妊娠囊或包块活动度较大,与上述结构存在相对移动。

　　【手术记录】手术见盆腔积暗红色血液及血凝块约 500ml。右侧输卵管呈腊肠状,增粗水肿,伞端见部分胎盘附着,胎儿位于腹腔内,部分胎盘种植于左侧膀胱腹膜折返及盆侧壁及大网膜,部分种植于右侧输卵管伞端,胎儿长约 7cm,右侧输卵管与右侧卵巢粘连包裹。

　　【病理诊断】腹腔妊娠;右侧输卵管妊娠(流产型);盆腔粘连。

第三章　妊娠滋养细胞疾病

病例 61　完全性葡萄胎（1）

【病史】女性，30 岁，G_2P_1，停经 58 日，阴道少量出血，无腹痛；平素月经规律，自查尿 hCG 阳性。

【实验室检查】血 hCG 192 181U/L（0~5U/L），孕酮 155.8nmol/L（卵泡中期 0.98~4.83nmol/L；黄体中期 16.4~59.02nmol/L；绝经后 <2.48nmol/L）。

【超声表现】见图 61-1。

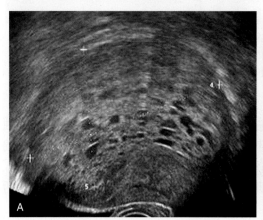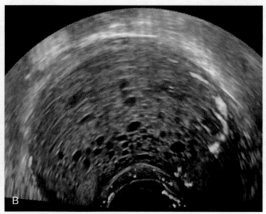

图 61-1　盆腔声像图表现

经阴道超声检查（A）示子宫增大，宫腔内充满大小不等无回声囊泡，呈"蜂窝状"；
CDFI（B）示宫腔内容物无明显血流信号，肌层血流信号较丰富。

【超声诊断】结合血 hCG 及声像图考虑完全性葡萄胎。

【超声诊断依据】葡萄胎是一种良性的妊娠滋养细胞疾病，受精异常是该病发生的根本原因。妊娠后胎盘绒毛滋养细胞增生、间质水肿，而形成大小不一的水泡，水泡间借蒂相连成串形如葡萄，也称水泡状胎块。

超声表现为子宫均匀增大，宫腔内充满大小不等的蜂窝状无回声；宫腔内囊泡状结构内血流信号不丰富，呈散在点状血流信号，子宫肌层内血流信号较丰富。

与难免流产或稽留流产的绒毛水肿鉴别，二维超声鉴别诊断困难，一般认为流产绒毛水肿血流信号较葡萄胎血流信号丰富，但主要的鉴别诊断仍有赖于血 hCG 水平。

【手术记录】宫腔清出物病理为完全性水泡样胎块，伴滋养叶细胞增生。

病例 62　完全性葡萄胎(2)

【病史】女性,32 岁,停经 10^{+5} 周,G_3P_1,行人工流产一次。

【实验室检查】血 hCG 197 409U/L(0~5U/L)。

【超声表现】见图 62-1。

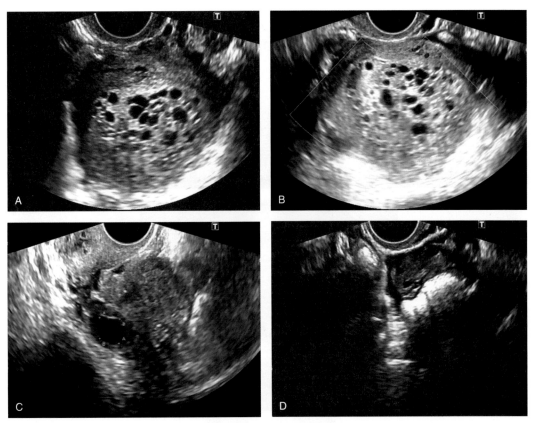

图 62-1　盆腔声像图表现

经阴道超声检查(A)示子宫宫腔内充满蜂窝状无回声,CDFI(B)示宫腔内杂乱回声未见明显血流信号;
右侧卵巢(C)可见囊性无回声;左侧卵巢(D)未见明显异常。

【超声诊断】宫腔内占位,考虑完全性葡萄胎可能性大。

【超声诊断依据】子宫增大,宫腔内可见"蜂窝状"杂乱回声,这是葡萄胎水肿绒毛和滋养细胞组织在超声下的表现;约 50% 病例高水平 hCG 继发卵巢黄素化囊肿,一般表现为卵巢增大,内多发分隔,壁薄,葡萄胎被清除后囊肿可自行消失。本例中右侧卵巢囊性回声,可能是不典型的卵巢黄素化囊肿,结合 hCG 及病史资料,考虑为完全性葡萄胎。

【病理诊断】(宫腔内容物)完全性葡萄胎。

病例 63　部分性葡萄胎

【病史】女性,32 岁,G₁P₀,停经 50 日,阴道出血 2 日;平素月经规律,自查尿 hCG(+)。

【实验室检查】血 hCG 40 381U/L(0~5U/L)。

【超声表现】见图 63-1。

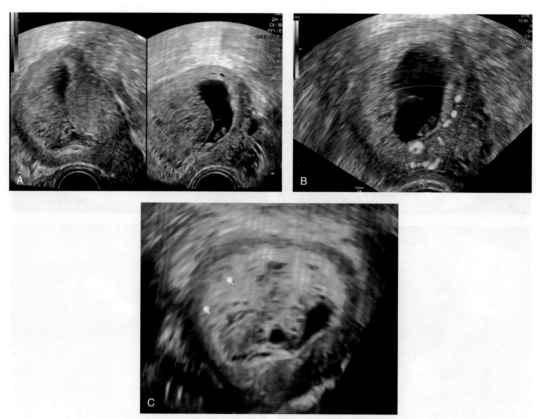

图 63-1　盆腔声像图表现

经阴道超声检查(A)示宫腔内妊娠囊回声及异常不均质混合回声,混合回声内多个大小不等无回声区,异常不均质回声区内无明显血流信号;(B)胚芽未见原始心管搏动及血流信号;超声三维成像(C)示左侧宫腔内孕囊样回声及其右侧多囊泡状混合回声。

【超声诊断】结合血 hCG 及声像图考虑部分性葡萄胎。

【超声诊断依据】部分性葡萄胎仅部分绒毛呈水泡状,合并胚胎或胎儿组织,多已停止发育、发育迟缓或伴多发畸形。

超声表现为宫腔大片大小不等的蜂窝状无回声同时可见妊娠囊结构。

部分性葡萄胎需与稽留流产、不全流产等胎盘绒毛过度增生水肿鉴别。后者子宫小于停经月份,部分可见胎盘绒毛植入子宫肌层,造成肌层回声不均,且其内血供丰富。血 hCG

及病史可协助诊断。

【手术记录】宫腔清出物部分为水泡样胎块,伴滋养叶细胞增生。

病例 64　宫内妊娠合并葡萄胎

【病史】女性,38 岁,G_1P_0,体外受精 - 胚胎移植(IVF-ET)术后 72 日做胎儿 NT 超声检查。此次移植囊胚两枚,移植 30 日后出现阴道流血,查血 hCG 57 683U/L,孕酮 255.3nmol/L;当日经阴道超声检查结果:①宫内早孕,胚胎存活,孕 7 周;②宫腔内混合性回声,考虑积血。住院保胎 7 日后血 hCG 45 384U/L;复查超声:①宫内早孕,孕 8^+ 周;②宫腔内混合性回声,考虑宫腔内血肿。

【实验室检查】血 hCG 816 200U/L(0~5U/L)。

【超声表现】见图 64-1。

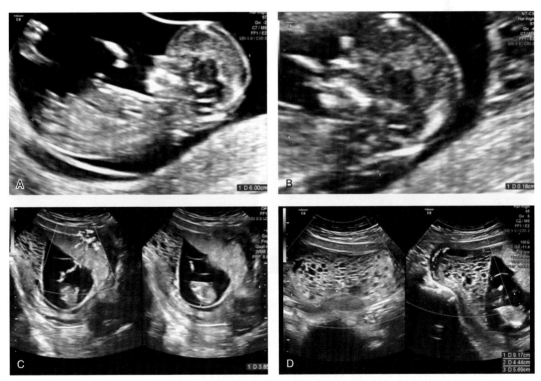

图 64-1　盆腔声像图表现

经腹超声检查(A、B)示存活胎冠臀长及 NT;存活胎胎盘(C)位于子宫前壁;(D)宫腔底部可见混合回声,内充满大小不等无回声,与前壁胎盘分界清,CDFI 内未见明显血流信号。

【超声诊断】结合病史、血 hCG 及声像图,诊断双胎妊娠,一胎存活,一胎完全性葡萄胎。

【超声诊断依据】由完全性葡萄胎和正常胎儿组成的双胎妊娠极为罕见,过多的辅助生殖技术增加其发病率。从葡萄胎发生的细胞遗传学分析,受精异常是该病发生的根本原因。

超声表现为宫内可见正常胎儿及其胎盘;宫内合并存在局限性混合回声,内充满大小不等的蜂窝状无回声,内血流信号不丰富,与正常胎儿胎盘分界清。

　　当宫内一胎存活时,另一葡萄胎的早期超声表现常类似宫内血肿声像,容易引起误诊和漏诊,故当出现停经后阴道不规则出血、子宫异常增大(大于停经月份)、妊娠剧吐、卵巢黄素化囊肿、血 hCG 水平异常升高等临床表现时,要考虑一胎为葡萄胎的可能。

　　单胎妊娠部分性葡萄胎时由于染色数目异常,常常显示三倍体胎儿的特征,可表现为胚胎停育、胎儿结构畸形和/或生长受限,且葡萄胎声像尚不典型,与正常部分的胎盘无分界。

　　【手术记录】终止妊娠后见胎儿外观未见异常。

　　【病理诊断】染色体检查无异常,宫腔内容物病理诊断:双胎妊娠,其一为孕早中期胎盘组织,其二完全性水泡状胎块。

病例 65　侵袭性葡萄胎(1)

　　【病史】女性,28 岁,葡萄胎行超声引导下清宫术后 45 日。

　　【实验室检查】血 hCG 51 351.2U/L(0~5U/L)。

　　【超声表现】见图 65-1。

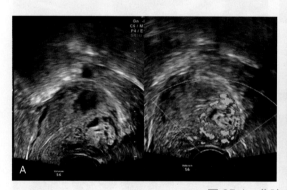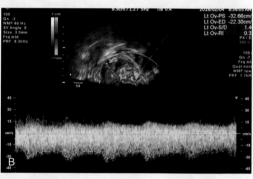

图 65-1　盆腔声像图表现

经阴道超声检查(A)示宫腔线尚清晰,未见残留葡萄胎组织;子宫后壁肌层内见异常混合回声,边界不清,其内可见裂隙状无回声,另可见多个无回声水泡样结构,CDFI 病灶区血流信号明显增多紊乱,囊泡状无回声内未见血流信号;PW(B)示大量静脉频谱及极低阻力动脉频谱。

　　【超声诊断】结合病史、血 hCG 及声像图考虑侵蚀性葡萄胎。

　　【超声诊断依据】侵袭性葡萄胎属于妊娠滋养细胞疾病的一种,多数继发于葡萄胎妊娠后半年内,葡萄胎组织侵蚀、破坏子宫肌层并可向宫外发展。表现为葡萄胎清宫后血 hCG 水平持续高水平。

　　超声表现为子宫增大,呈“千疮百孔”状,病灶边界不清,病灶内部回声表现不一,多数为中等回声为主的混合回声,内部可见散在分布片状或裂隙状无回声及囊状无回声水泡样结构。PW 显示侵袭性葡萄胎具有滋养层周围血流频谱:①极低阻力动脉频谱;

②大量静脉频谱；③动静脉瘘性频谱，当绒毛侵袭子宫肌层小动脉时易形成动静脉瘘；④能量多普勒显示子宫切面血流面积显示率显著大于与其他妊娠有关的子宫切面血流面积显示率。

【随访】化疗6个疗程后血hCG降至正常，随访6个月后无复发。

病例66　侵袭性葡萄胎(2)

【病史】女性，35岁，停经7周于外院就诊，查hCG>270 000U/L，超声提示葡萄胎，行清宫术，术后病理符合部分性葡萄胎。术后监测hCG下降后复升，再次清宫，清宫后hCG仍逐渐上升。

【实验室检查】血hCG 203 662.0U/L(0~5U/L)。

【其他影像学检查】胸部CT平扫见双肺多发微小结节，建议随诊复查。磁共振检查示子宫增大，肌层信号及强化不均匀，请结合临床；右侧宫角异常信号病变，结合病史，不除外滋养细胞病变，请结合临床；盆腔多发迂曲血管影。

【超声表现】见图66-1。

【超声诊断】子宫肌层(右侧壁上段)混合回声包块，符合侵蚀性葡萄胎。

【诊断依据】同病例65。

【病理诊断】(二次清宫时宫腔刮出物)凝血、部分破碎的子宫内膜及葡萄胎组织。

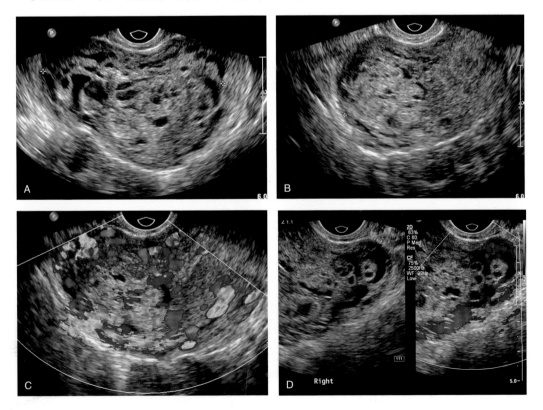

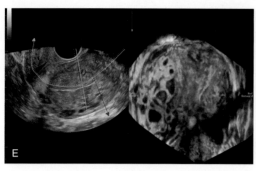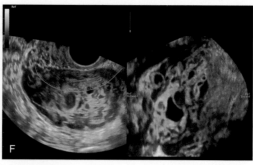

图 66-1　盆腔声像图表现

经阴道超声检查(A、B)示子宫右侧壁上段混合回声,形态不规则,与肌层分界不清,内部可见多个小囊泡状无回声;CDFI(C、D)示包块周边丰富血流信号;超声三维成像(E、F)示子宫冠状切面病灶位于子宫右侧壁肌层内,不与宫腔相通。

病例 67　绒毛膜癌(1)

【病史】女性,32 岁,G_1P_1,不规则阴道出血 3 月余。2 年前足月剖宫产史。

【实验室检查】血 hCG 102 070.1U/L(0~5U/L)。

【超声表现】见图 67-1。

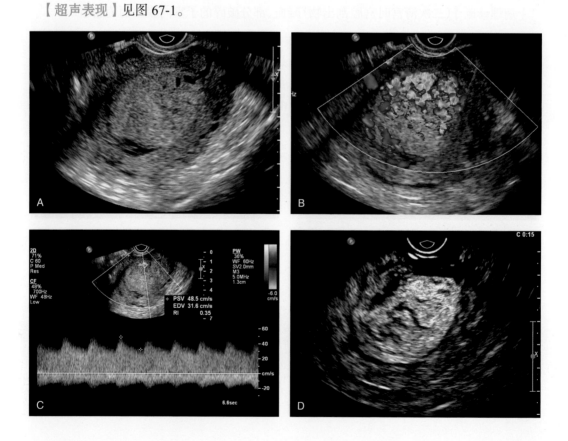

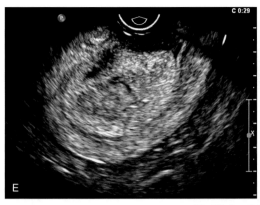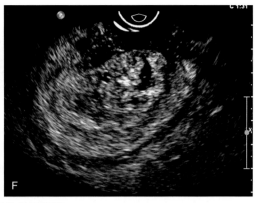

图 67-1 盆腔声像图表现

经阴道超声检查(A)示子宫腔探及中等回声占位,形态欠规则,内部回声欠均,与子宫肌层分界不清;CDFI (B)示宫腔病变内丰富紊乱血流信号;PW(C)示病灶内低阻动脉频谱,RI 0.35;(D~F)超声造影示病灶增强早于子宫肌层,达峰时增强强度略高于子宫肌层,廓清较子宫肌层慢,呈"快进慢出"高增强。

【超声诊断】宫腔实性占位,血流丰富,结合病史不除外绒毛膜癌。

【诊断依据】绒癌是常见的恶性滋养细胞疾病,可发生于流产和足月妊娠分娩后,临床表现为不规则阴道出血,腹痛、盆腔包块,肺转移时出现咳嗽、咯血、胸痛。阴道转移时可见阴道壁紫蓝色结节。血 hCG 是最有效的标志物。超声表现为宫内回声混杂,子宫肌层增厚、回声减低,肌壁充满蜂窝状液性暗区,病灶边界不清,浆膜下可见管状暗区环绕子宫,称为"子宫裂隙"。CDFI 表现为子宫病灶内大片五彩镶嵌的彩色血流信号。PW 表现为极低阻力的动脉性频谱。

【病理诊断】(宫腔内组织物)坏死物及蜕膜组织,大片高度增生的细胞滋养细胞及合体滋养细胞,未见绒毛,未见平滑肌,病变符合绒毛膜癌。

病例 68 绒毛膜癌(2)

【病史】女性,40 岁,G_3P_1,咯血 1 月余,人工流产 2 次。

【实验室检查】血清人绒毛膜促性腺激素 8 818U/L(0~5U/L),血清骨胶素 CYFRA21-1 11.9ng/ml(0~3.3ng/ml),血清 CA125 43.9U/ml(<35U/ml),血清 CA19-9 37.4U/ml(<27U/ml)。

【其他影像学检查】胸部 CT 示双肺多发团块及磨玻璃影。磁共振检查提示颅内多发异常信号灶。见图 68-1。

【超声表现】见图 68-2。

【超声诊断】子宫肌层异常回声,滋养细胞肿瘤可能;左侧卵巢囊肿。

【超声诊断依据】由于滋养细胞肿瘤侵犯肌层的位置、范围不同,病灶没有边界,超声检查常表现为子宫体积增大,可见多个呈蜂窝状病灶,由于滋养细胞肿瘤侵犯子宫肌壁、宫旁组织,破坏血管壁、形成出血结节,肿瘤新生血管扩张,甚至形成动静脉瘘,使得肌层血流信号丰富。绒毛膜癌是一种继发于正常或异常妊娠之后的滋养细胞肿瘤,恶性程度高。本病例有流产史,并且已经伴有肺部、脑部远处转移。

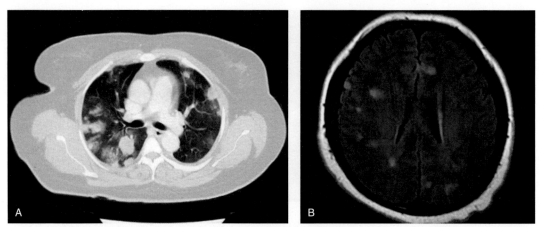

图 68-1 胸部 CT 及颅脑磁共振影像学表现

胸部 CT(A)示多发团块及磨玻璃影;颅脑磁共振检查(B)示颅内多发异常信号灶。

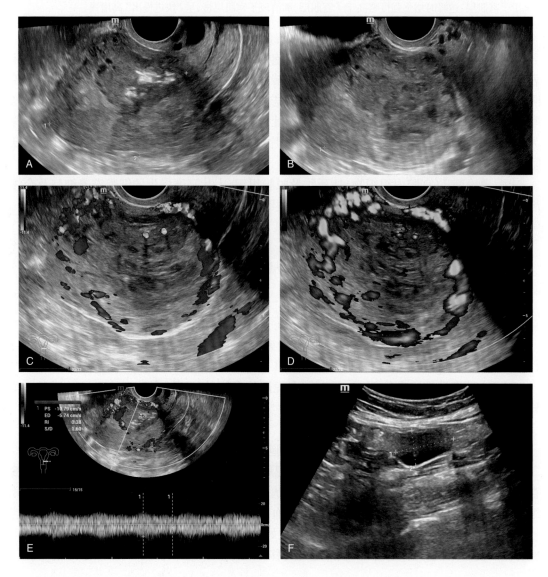

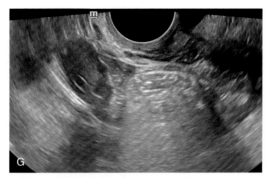

图 68-2 盆腔声像图表现

经阴道超声检查(A、B)示子宫增大,宫体中下段偏左侧壁肌层回声不均,可见混合回声,形态不规则,边界欠清,内可见多发小无回声,大小形态不一,内部可见多发斑片状强回声;CDFI、能量多普勒及 PW(C~E)示肿物周围肌层血流信号丰富,病灶内血流信号,RI 0.38;经腹超声检查(F)示左侧卵巢内无回声,壁薄界清;经阴道超声检查(G)示右卵巢大小形态正常,结构清晰。

【临床诊断】绒毛膜癌Ⅳ期,广泛肺转移、脑转移。

病例 69 胎盘部位滋养细胞肿瘤

【病史】女性,30 岁,足月顺产后阴道不规则出血 2 年。产后 1 个月阴道出血 4 日,似既往月经量,后出现阴道不规则出血,周期(1~3)日/(1~3)个月,产后 2 年仅 2 次阴道出血量似月经,余均少于既往月经量。体格检查:子宫如孕 6 周大小。

【实验室检查】血 hCG 116.02U/L(0~5U/L)。

【其他影像学检查】磁共振检查示宫体前壁见混杂密度影,内见多发迂曲血管流空信号,边界欠清,子宫内膜边缘不规则,结合带及肌层受累,考虑滋养细胞肿瘤可能。

【超声表现】见图 69-1。

【超声诊断】子宫右前壁混合回声,血流丰富紊乱,结合临床考虑胎盘部位滋养细胞肿瘤;子宫前壁低回声,不除外坏死灶。

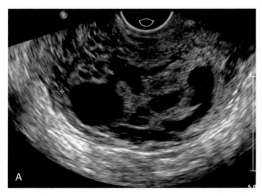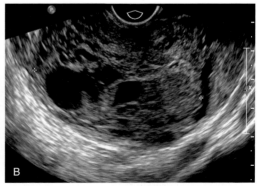

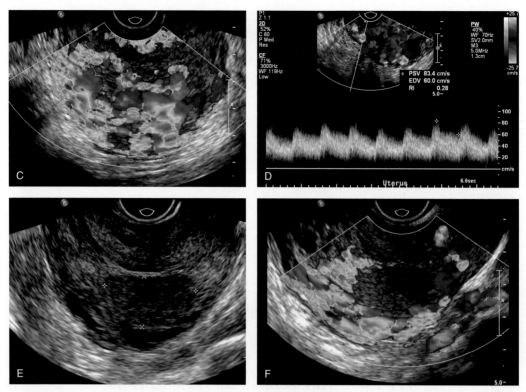

图 69-1　盆腔声像图表现

经阴道超声检查(A、B)示子宫肌层增厚,呈蜂窝状改变,以右侧壁及右前壁为著,右前壁见混合回声,边界不清,邻近浆膜层;CDFI 及 PW(C、D)示肌层蜂窝状无回声内充满紊乱血流信号,其内可探及高速低阻动脉频谱;病灶区域(E、F)内可见低回声(坏死灶),CDFI 示无血流信号。

【诊断依据】胎盘部位滋养细胞肿瘤(placental site trophoblastic tumor,PSTT)是一种少见的子宫肿瘤,发生于育龄期女性,足月产、流产及葡萄胎后,临床表现为继发性闭经或阴道不规则出血,β-hCG 低水平升高。主要超声特征为子宫体增大,形态不规则,宫腔内及肌层出血回声紊乱结构,肌壁间可呈低回声区或无回声区,CDFI 显示无回声囊腔主要为扩张的血窦,肌层内表现类似绒癌或侵袭性葡萄胎。

【病理诊断】术后病理:(子宫)符合胎盘部位滋养细胞肿瘤伴退变坏死,侵及子宫深肌层(>1/2 肌壁厚度),可见脉管瘤栓,未累及子宫下段、宫颈及双侧宫旁组织。

第四章　宫颈疾病

病例 70　宫颈息肉

【病史】女性,40 岁,宫颈接触性出血,既往月经规律。

【超声表现】见图 70-1。

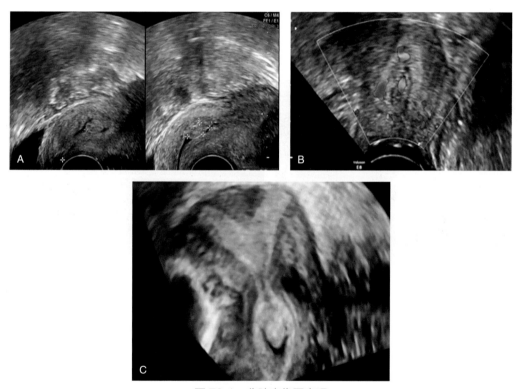

图 70-1　盆腔声像图表现

经阴道超声检查(A)示宫颈管内稍高回声,横切呈椭圆形,纵切呈水滴形,见蒂连于宫颈管中上段;
CDFI(B)示蒂部见条状血流信号;超声三维成像(C)示宫颈管内见稍高回声,呈水滴形。

【超声诊断】宫颈管内稍高回声,考虑宫颈息肉。

【超声诊断依据】宫颈内膜腺体和纤维间质局限性增生形成的瘤样新生物;临床可表现为阴道出血或无症状。

建议经阴道超声检查,对宫颈的显示较经腹超声更优。

超声表现为宫颈管内高回声、等回声或低回声团,边界清晰,呈椭圆形或水滴形,蒂部位于宫颈管内,息肉的蒂部可见条状血流信号连于宫颈。

观察到宫颈管内息肉时,注意寻找息肉的蒂,用于判断是宫颈息肉还是宫腔息肉或黏膜下肌瘤脱入宫颈管内。

宫颈管内息肉较小或脱于宫颈外口的息肉超声容易漏诊,针对宫颈外口检查时可适当将探头后退,避免探头抵压造成外口处病灶的漏诊。

【病理诊断】宫颈息肉。

病例 71　宫颈肌瘤(1)

【病史】女性,45岁,月经规律,体检发现宫颈肿物就诊。

【妇科检查】子宫后位,阴道通畅,宫颈后方触及一实性包块,质韧,光滑,触痛(−)。

【超声表现】见图 71-1。

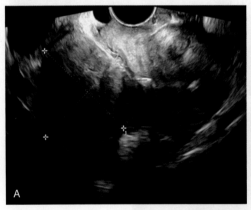 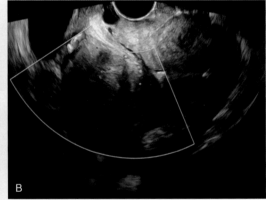

图 71-1　盆腔声像图表现

经阴道超声检查(A)示子宫后倾位,宫体部肌层可见多发低回声,宫腔内可见节育器强回声,位置正常。宫颈前壁正常肌层消失,可见一低回声,边界清,形态规则,向后方突出。CDFI(B)示周边及内部点条状血流信号。

【超声诊断】宫颈肌瘤。

【超声诊断依据】宫颈肌瘤的肌瘤细胞来源于宫颈壁的平滑肌细胞,声像图表现同宫体肌瘤。

【病理诊断】宫颈肌瘤。

病例 72　宫颈肌瘤(2)

【病史】女性,32 岁,发现子宫肌瘤 1 月余。

【超声表现】见图 72-1。

【超声诊断】子宫颈巨大肌瘤。

【超声诊断依据】同病例 17。

【病理诊断】子宫肌瘤。

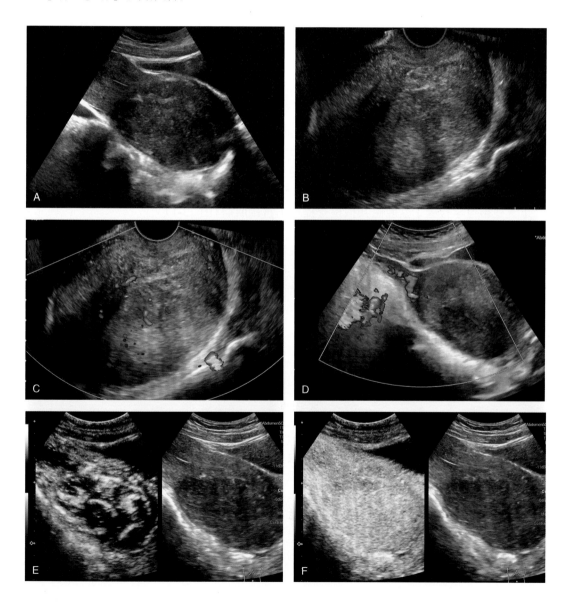

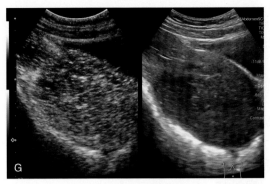

图 72-1　盆腔声像图表现

盆腔超声(A、B)示宫颈后壁外突呈低回声,边界清晰,形态规则,内回声不均;CDFI(C、D)示周边及内部条状血流信号,与子宫分界处可见肿块血流来自子宫动脉。超声造影(E、F、G)示增强早期该病灶与子宫肌层同步增强,呈环状增强,分布尚均匀;增强晚期与子宫肌层同步消退,呈等增强;周围始终可见环状增强。

病例 73　宫颈肌瘤脂肪变

【病史】女性,40 岁,G_3P_1,发现子宫肌瘤 5 个月。药物流产 2 次,剖宫产 1 次。

【其他影像学检查】盆腔磁共振检查提示子宫颈肌瘤(图 73-1)。

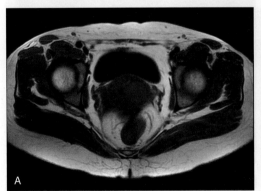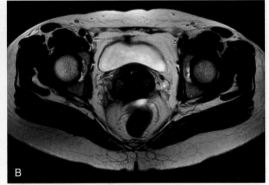

图 73-1　盆腔磁共振检查

盆腔磁共振(A、B)示宫颈部团状异常信号影,其内可见脂肪信号。

【超声表现】见图 73-2。

【超声诊断】宫颈肌瘤考虑脂肪变性可能。

【超声诊断依据】同病例 25。

【病理诊断】(宫颈肌瘤)脂肪平滑肌瘤。

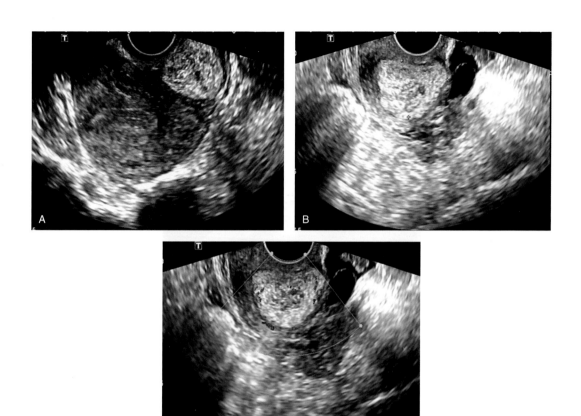

图 73-2　盆腔声像图表现

经阴道超声检查(A、B)示宫颈后方高回声,边界清,形态规则;CDFI(C)示周边及
内部散在短条状血流信号。

病例 74　宫颈癌(1)

【病史】女性,42 岁,阴道流液 23 日,阴道镜检查示可疑宫颈癌。

【实验室检查】肿瘤标志物:人附睾蛋白 4(HE4)51pmol/L、癌胚抗原 2.1ng/ml(<5.00ng/ml)、甲胎蛋白 1.9ng/ml(≤7.00ng/ml)、CA125 11.7U/ml(<35.00U/ml)、CA19-9 6.1U/ml(<27.00U/ml)、鳞状上皮细胞癌原 2.4ng/ml(≤2.7ng/ml)。

【超声表现】见图 74-1。

【超声诊断】宫颈后壁下段实性占位,考虑宫颈癌。

【超声诊断依据】宫颈癌是最常见的妇科恶性肿瘤,其中浸润性鳞状细胞癌最多见(75%~80%),其次为腺癌(20%~25%)。可分为内生型、外生型、溃疡型及颈管型。早期可无明显症状和体征,随病变发展可出现阴道出血、阴道排液,晚期可出现周围侵犯症状。

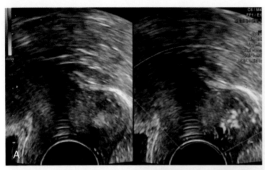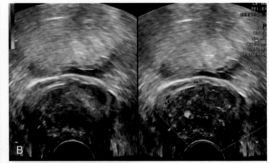

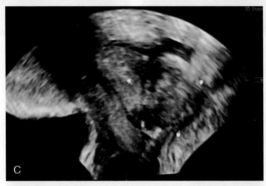

图 74-1　盆腔声像图表现

经阴道超声检查矢状切面(A)见宫颈后唇向后突不均质稍低回声,形态不规则,边界不清,下缘浆膜层连续性中断;CDFI 示病灶内丰富条状血流信号;宫颈后唇横切面(B)见病灶为低回声,形态不规则,边界不清,左下缘浆膜层连续性中断;CDFI 示病灶内丰富条状血流信号;超声三维成像(C)示宫颈增大,形态异常,宫颈管可见,宫颈后唇处实性占位,形态不规则,边界不清。

　　选用经阴道或经直肠超声检查,观察宫颈、宫体及宫旁组织。

　　早期超声检查可无异常发现,临床需结合宫颈细胞学、组织活检诊断;对宫旁浸润情况的了解需要结合其他影像学检查。

　　典型的超声表现为宫颈增大,形态异常;外生型表现为宫颈外口处实性不均质低回声肿块;内生型表现为宫颈管结构不清,宫颈呈不均质实性低回声;累积宫体时表现为子宫下段肌层回声不均,与宫颈异常回声无分界;CDFI 表现为病灶内部血流信号丰富,呈条状或分支状。

　　本病与宫颈肌瘤鉴别:两者均表现为低回声,肌瘤的内部回声均质,边界清晰,血流为周边较内部丰富的环状或半环状血流信号。

　　【病理诊断】宫颈活检(宫颈 2 点、5 点、7 点、11 点)恶性肿瘤,倾向非角化型鳞状细胞癌。

病例 75　宫颈癌(2)

　　【病史】女性,64 岁,G_2P_1,绝经 20 年,阴道不规则少量出血半年,加重 10 日,阴道镜提示可疑宫颈癌。

【实验室检查】鳞状上皮细胞癌原 1.7ng/ml（≤2.7ng/ml）。

【超声表现】见图 75-1。

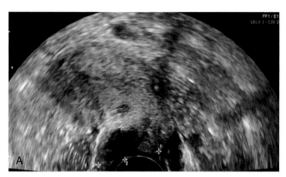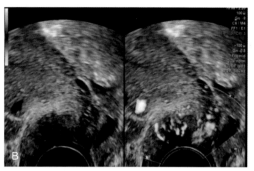

图 75-1　盆腔声像图表现

经阴道超声检查（A）示绝经后子宫改变,宫腔线呈线状,宫颈管结构不清,宫颈呈不均质低回声,
形态不规则,边界不清;CDFI（B）示宫颈见丰富条状血流信号。

【超声诊断】宫颈实性占位,考虑宫颈癌。

【超声诊断依据】同病例 74。

【病理诊断】宫颈活检＋宫颈管搔刮术,(宫颈 3 点、6 点、9 点、12 点、阴道右后穹窿)浸润性乳头状鳞状细胞癌,(阴道后壁)少量破碎的鳞状上皮呈乳头状瘤。

第五章 卵巢及输卵管病变

病例 76 黄 体 囊 肿

【病史】女性,31 岁,月经规律,因"右下腹隐痛 3 日"就诊。

【实验室检查】尿 hCG(−)。

【超声表现】见图 76-1、图 76-2。

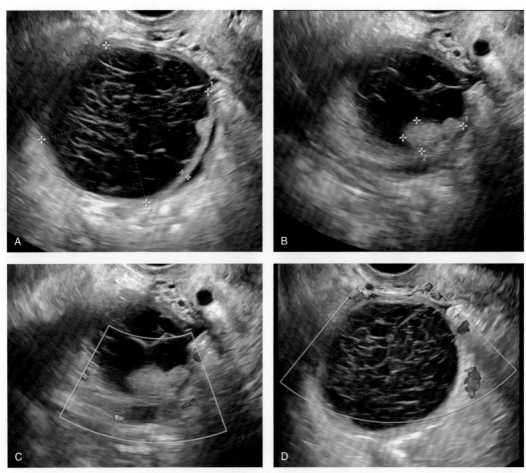

图 76-1　经阴道超声右卵巢囊性包块声像图

经阴道超声检查(A)示右卵巢内无回声,内见密集纤细分隔;(B)附壁可见结节样高回声;
CDFI(C、D)示包块周围环状血流信号。

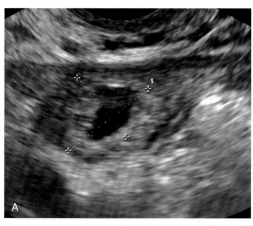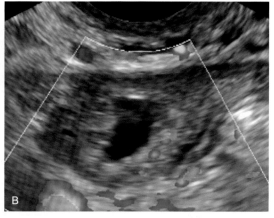

图 76-2　24 日后经阴道超声复查右卵巢囊性包块声像图

24 日后复查经阴道超声检查(A)右卵巢内见厚壁样无回声,形态欠规则,呈低张力表现,
内透声好;CDFI(B)示右卵巢囊性回声周边见血流信号。

【超声诊断】右侧卵巢黄体囊肿。

【超声诊断依据】黄体囊肿不同时期超声表现多样且多变,根据黄体演变过程本病例首次检查时处于黄体中期(血凝块形成期),附壁高回声突起为血凝块,内部无血流信号。24 日后复查,黄体囊肿进入晚期(血凝块吸收期),右卵巢包块大小、形态、内部回声均出现明显变化,据此可判断该包块为黄体囊肿。

病例 77　卵巢多囊样改变

【病史】女性,24 岁,G_0P_0,因"月经延长、月经量少"就诊。平素月经不规律,月经周期40~70 日。

【实验室检查】黄体生成素(LH)40.7U/L(参考中期峰值 3.8~20U/L),卵泡刺激素(FSH)7.87U/L(参考中期峰值 3.8~17.2U/L),睾酮(T)4.9nmol/L(参考值 0.3~3.0nmol/L),雌二醇(E_2)282.1pmol/L(卵泡期参考值 92~275pmol/L),黄体酮(P)3.52nmol/L(参考值0.3~4.5nmol/L)。

【超声表现】见图 77-1。

【超声诊断】双侧卵巢多囊样改变。

【超声诊断依据】卵巢多囊样改变临床可表现为月经紊乱、多毛、肥胖、内分泌激素变化等;典型的声像图表现为双侧卵巢均匀性增大,卵巢边界清晰,呈高回声,包膜增厚,皮质内大量小卵泡存在,直径一般 2~8mm,髓质部分回声增强;卵泡数 ≥ 12 个和 / 或卵巢体积 ≥ 10cm³。

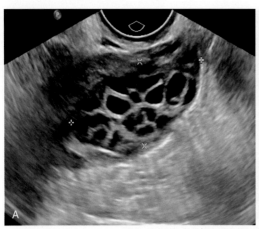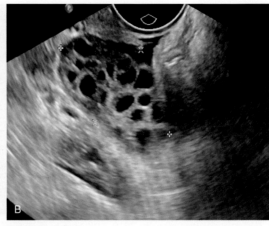

图 77-1　盆腔声像图表现

经阴道超声检查(A、B)示左侧卵巢大小 4.4cm×3.0cm×2.2cm,右侧卵巢大小 4.1cm×3.1cm×2.4cm,
双侧卵巢内见多发小囊样回声,单个切面大于 10 个,直径均 4~8cm。

病例 78　卵巢过度刺激综合征

【病史】女性,33 岁,婚后 4 年未避孕未怀孕,临床诊断多囊卵巢综合征,给予氯米芬(克罗米芬)促排卵,用药 10 日后出现恶心、腹胀。

【实验室检查】白细胞计数 $13.6×10^9$/L,血红蛋白 188g/L,红细胞计数 $6.52×10^{12}$/L,血小板计数 $253.5×10^9$/L;肝肾功能正常。

【超声表现】见图 78-1。

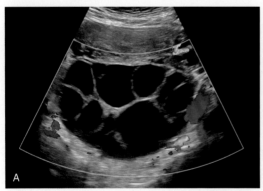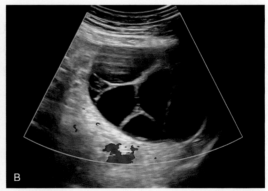

图 78-1　盆腔声像图表现

经腹超声检查(A、B)示卵巢明显增大,内呈多房样改变;CDFI 示分隔上血流信号。

【超声诊断】双侧卵巢增大,多房囊样改变,考虑卵巢过度刺激综合征。

【超声诊断依据】卵巢过度刺激综合征(ovarian hyperstimulation syndrome,OHSS)是药

物诱发卵泡生长过程中一种较为常见且严重的并发症,尤其是在多囊卵巢综合征患者采用药物促排卵治疗时发生率更高。临床表现与临床分期相关,轻度表现为下腹部不适,重度可出现大量胸腔积液、腹水、少尿等症状。超声表现为卵巢明显增大,严重时直径可达20cm,卵巢内见大小不等的无回声结构,直径一般在2~6cm;CDFI可见囊壁上有血管分布。可伴有大量腹盆腔积液及胸腔积液。

病例 79　卵巢子宫内膜异位囊肿

【病史】女性,28岁,发现右附件包块1年余,近期明显增大。

【实验室检查】CA125 43.4U/ml(<35.00U/ml);CA19-9 58.2U/ml(<27.00U/ml)。

【超声表现】见图 79-1。

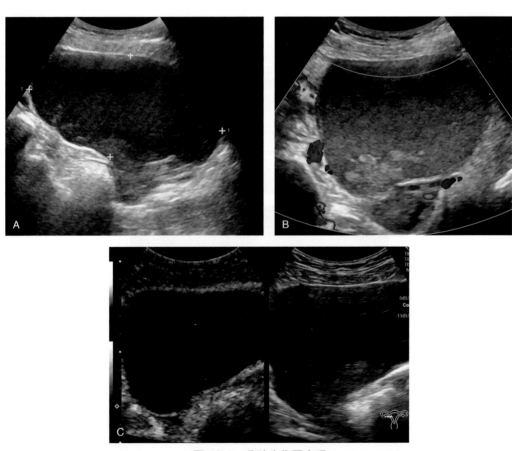

图 79-1　盆腔声像图表现

经腹超声检查(A)示盆腔内一囊性包块,壁厚不光滑,边界清晰,囊内呈均匀密集细点状弱回声,
CDFI(B)显示囊壁可见少量血流信号;超声造影(C)提示囊肿内始终未见造影剂灌注。

【超声诊断】盆腔囊性占位,卵巢子宫内膜异位囊肿(卵巢巧克力囊肿)可能性大。

【超声诊断依据】卵巢子宫内膜异位囊肿是子宫内膜异位症中最常见的发生部位。声像图特征是类圆形低回声区,囊壁厚度基本均匀,囊壁可不光滑,内呈密集细小点状回声,分布均匀。时间较长的囊肿可有凝固的血块,表现为中高回声。超声造影表现为增强早期及增强晚期始终未见造影剂灌注。

【病理诊断】子宫内膜异位囊肿。

病例 80　卵巢囊肿蒂扭转

【病史】女性,24岁,发现盆腔包块2年余,下腹痛6小时。体格检查:生命体征正常,腹软,右下腹轻压痛。右侧附件区可扪及大小约7cm×5cm包块。

【超声表现】见图80-1。

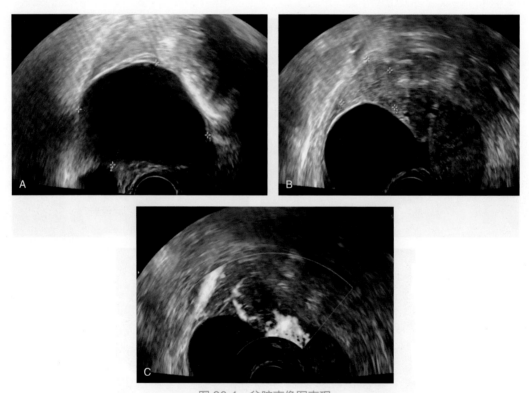

图 80-1　盆腔声像图表现

经阴道超声检查(A)示右附件区无回声,壁薄,内透声好;(B)其旁可见不均质稍高回声;
CDFI(C)示高回声内点条状血流信号。

【超声诊断】右侧附件囊肿蒂扭转可能。

【超声诊断依据】卵巢囊肿蒂扭转超声表现可因扭转时间及程度各异,可见一侧附件囊性包块,囊壁可增厚,囊性部分有时因出血坏死表现为透声差,部分患者伴有盆腔积液,典型的声像图特征是"漩涡征",是卵巢囊肿的蒂扭转形成,但有部分病例很难发现。

【手术记录】证实卵巢囊肿蒂扭转。

病例 81　浆液性囊腺瘤

【病史】女性,36 岁,G₁P₁,发现右侧附件囊肿 3 月余。

【超声表现】见图 81-1。

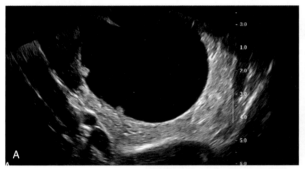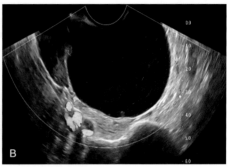

图 81-1　盆腔声像图表现

经阴道超声检查(A)示右侧附件区无回声,壁薄界清,无分隔,囊壁见多个实性乳头状突起,
囊内透声欠佳,可见细密点状回声;CDFI(B)示其内无明显血流信号。

【超声诊断】右侧附件囊性肿物,浆液性囊腺瘤可能。

【超声诊断依据】卵巢浆液性囊腺瘤多为单侧,囊壁薄,分为单纯性和乳头状 2 型。前者多为单房,囊壁光滑;后者常为多房,囊内可见乳头。超声表现为附件区类圆形囊性包块,壁薄光滑,单房者居多,多房者可见分隔,CDFI 壁或分隔上可见点状血流;部分囊壁上可见乳头状突起,CDFI 可见点条状血流信号。

【病理诊断】(右卵巢囊肿)浆液性囊腺瘤。

病例 82　黏液性囊腺瘤

【病史】女性,34 岁,G₁P₁,体检发现右侧卵巢囊肿 5 月余。

【超声表现】见图 82-1。

【超声诊断】盆腔囊实性肿物,囊腺瘤可能。

【超声诊断依据】黏液性囊腺瘤多为单侧、圆形或椭圆形无回声区,表面光滑、轮廓清晰,呈单房性或多房性,多房性可见多发分隔带,囊内很少有乳头生长,囊肿内无血流信号。超声表现为类圆形无回声区,边界清晰,光滑,囊内可见细小光点,多房者可见分隔带,囊腔大小不一,内壁可见乳头状突起,囊壁、囊内间隔及乳头上可见细条状血流信号。可表现为低速中等阻力动脉频谱。

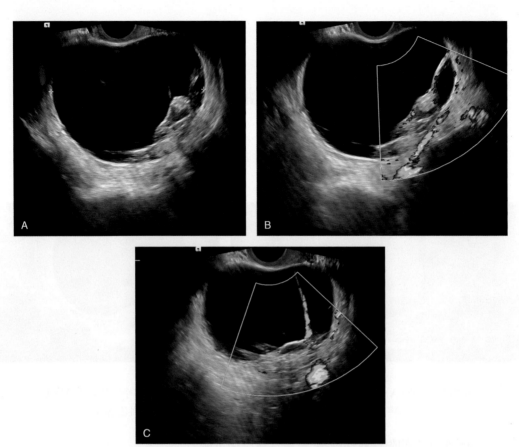

图 82-1　盆腔声像图表现

经阴道超声检查（A）示盆腔内无回声，壁厚，内可见粗大分隔，囊壁见多个实性突起，
CDFI（B、C）示囊壁及分隔条状血流信号。

【病理诊断】黏液性囊腺瘤。

病例 83　成熟畸胎瘤（1）

【病史】女性，28 岁，月经规律，因"体检发现右侧卵巢占位"就诊。

【超声表现】见图 83-1。

【超声诊断】右侧卵巢畸胎瘤。

【超声诊断依据】畸胎瘤为最常见的生殖细胞肿瘤，由多胚层组织构成，肿瘤多数成熟、囊性，少数为未成熟、实性。成熟畸胎瘤为良性肿瘤，又称皮样囊肿，可发生于任何年龄。超声表现多样。①面团征：无回声内含高回声团；②壁立结节征：囊肿内壁隆起的强回声结节；③杂乱结构征：肿块内含有多种成分，表现为无回声区内有点状、团状强回声，并伴有多条短线状强回声平行排列；④脂液分层征：肿块内高和低回声区呈水平分界线，上层为含脂质成分的密集点状回声，下方为液性无回声；⑤瀑布征或垂柳征：肿块内强回声后方回声衰减;⑥其他:除特征性表现外,还可表现为各种回声,如散在星点状回声、絮状回声等。绝大多数成熟畸胎瘤为少血流或无血流信号。

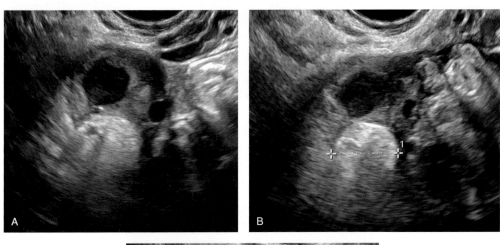

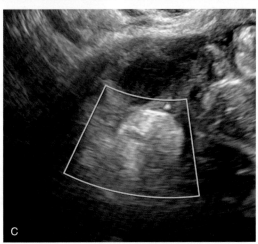

图 83-1　盆腔声像图表现

经阴道超声检查(A、B)示右侧卵巢大小形态正常,内见不均质强回声团,
边界清;CDFI(C)示内部及周边未见血流信号。

病例 84　成熟畸胎瘤(2)

【病史】女性,54 岁,体检发现盆腔肿物 1 月余;5 年前因子宫肌瘤行"子宫切除术"。

【超声表现】见图 84-1。

【超声诊断】盆腔肿物,考虑畸胎瘤。

【超声诊断依据】同病例 83。本病例脂质成分为主,主要呈高回声。

【病理诊断】左侧卵巢成熟囊性畸胎瘤。

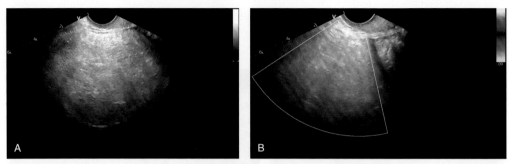

图 84-1　盆腔声像图表现

经腹超声检查(A)示子宫次全切除术后,盆腔可见稍高回声包块,直径约 9cm,边界清,
形态规则,内呈密集点状中等回声;CDFI(B)示其内无明显血流信号。

病例 85　成熟畸胎瘤(3)

【病史】女性,35 岁,体检发现盆腔肿物 1 月余。

【超声表现】见图 85-1。

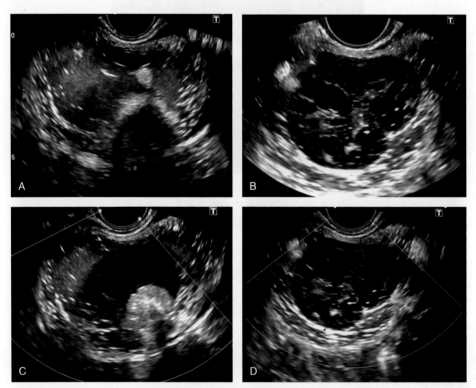

图 85-1　盆腔声像图表现

经阴道超声检查(A、B)盆腔内可见囊实性占位,囊性部分囊壁厚薄不均,部分内见密集点状
回声,可见多个短线样强回声;部分囊性区透声好,其内部可见多发分隔,实性部分呈不均匀
高回声、团状强回声。CDFI(C、D)未见明显血流信号。

【超声诊断】盆腔囊实性肿物,考虑畸胎瘤。

【超声诊断依据】同病例83。

【病理诊断】左侧卵巢成熟性囊性畸胎瘤。

病例 86　卵巢卵泡膜纤维瘤(1)

【病史】女性,34 岁,G_2P_2,阴道不规则出血 8 月余。

【超声表现】见图 86-1。

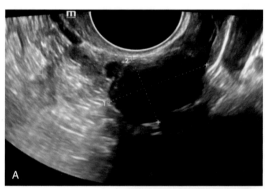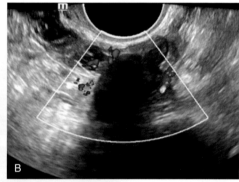
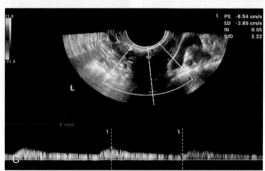

图 86-1　盆腔声像图表现

经阴道超声检查(A)示附件区低回声,边界清,形态规整,后方回声衰减,包块周边
可见少许卵巢组织。CDFI 及 PW(B、C)示周边点条状血流信号,RI 0.55。

【超声诊断】左侧卵巢实性肿物,纤维瘤?

【超声诊断依据】纤维瘤多见于中老年妇女,单侧居多,中等大小,实性、坚硬。伴有腹水和 / 或胸腔积液者称为梅格斯综合征(Meige syndrome),典型声像图表现为圆形或椭圆形实性肿物,边界清晰,为不均质实性高或低回声,后方衰减;CDFI 近场可见少许血流信号,可表现为中等阻力动脉频谱,肿块后部分因有声衰减常无血流显示。

【病理诊断】(左侧卵巢肿物)卵巢卵泡膜纤维瘤。

病例 87　卵巢卵泡膜纤维瘤（2）

【病史】女性，67岁，发现右侧附件肿物30年。

【超声表现】见图87-1。

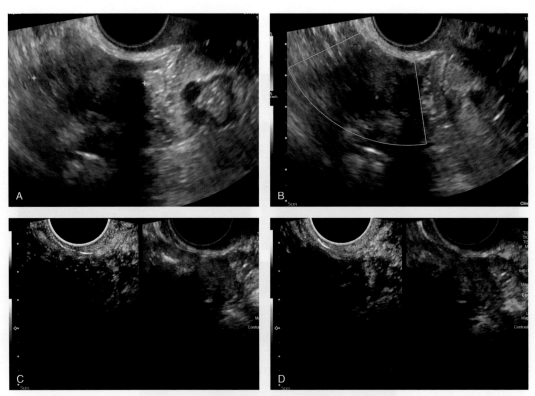

图 87-1　盆腔声像图表现

经阴道超声检查（A）示右附件区不均质回声，边界欠清，形态欠规则，内伴多发强回声，后方伴声影；CDFI（B）可见血流信号；超声造影（C）示增强早期病灶内星点状造影剂灌注，晚于周围组织及子宫肌层，分布不均匀；增强晚期（D）病灶呈持续低增强。

【超声诊断】右侧附件实性肿物伴钙化，纤维瘤？

【超声诊断依据】同病例86。卵巢卵泡膜纤维瘤超声造影可表现为增强早期病灶内造影剂微泡呈星点状或细线状灌注，达峰呈低增强，增强晚期造影剂消退缓慢，瘤体呈低增强，如果合并出血坏死或囊性变，则可见无增强。

【病理诊断】（右侧卵巢肿物）卵巢卵泡膜纤维瘤，伴广泛玻璃样变、硬化，可见局灶钙化。

病例 88　卵巢类固醇肿瘤

【病史】女性,61岁,多汗、声音变粗3年。体格检查:血压正常,面部毛发明显,声音低沉。

【实验室检查】血清睾酮(TESTO)21.690nmol/L(正常0.35~2.60nmol/L)。

【其他影像学检查】盆腔磁共振检查未发现异常,CT检查双侧肾上腺未见明显异常。

【超声表现】见图88-1。

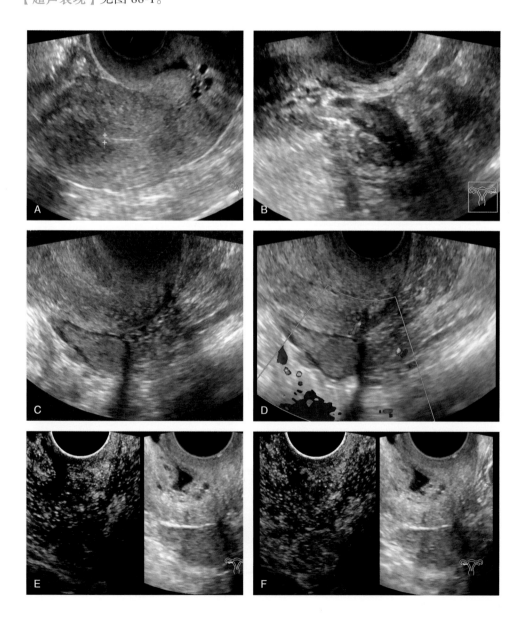

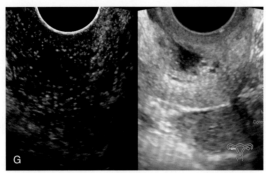

图 88-1 盆腔声像图表现

经阴道超声检查(A)示子宫体积减小,子宫及内膜呈现绝经后表现;左侧卵巢(B)萎缩,内未见明显异常回声;右侧卵巢(C)内可见等回声,边界欠清晰,形态规则,内回声均匀;CDFI(D)未见明显血流信号。超声造影示增强早期(E)右侧卵巢肿物晚于子宫、与卵巢组织同步增强,由内向外逐渐增强,达峰时(F)与周围卵巢组织呈等增强,边界清晰,内可见条状血管,周边可见明显环状增强;增强晚期(G)早于卵巢组织消退呈低增强,后与周围实质呈等增强。

【超声诊断】右侧卵巢实性肿物,结合病史,考虑卵巢性索间质肿瘤可能。

【超声诊断依据】卵巢类固醇肿瘤是一种罕见的性索间质肿瘤,大部分为良性。可发生在任何年龄,平均年龄 43 岁,类固醇肿瘤通常可分泌雄激素,导致患者出现多毛等男性化的表现。实验室检查提示雄激素升高。超声发现无特异性,本例患者超声表现为卵巢实性肿物,边界欠清晰,形态规则,超声造影提示符合卵巢良性肿瘤表现。

【病理诊断】(右侧卵巢肿物)卵巢类固醇细胞瘤。

病例 89　卵巢浆液性囊腺瘤(局灶生长活跃)

【病史】女性,35 岁,月经规律,因"体检发现盆腔包块 1 周"就诊。体格检查:下腹部触及一囊性包块,活动度可,轻微压痛。

【超声表现】见图 89-1。

【超声诊断】右附件区囊实性包块,囊腺瘤可能性大。

【超声诊断依据】同病例 81。

【病理诊断】(右卵巢囊肿)浆液性囊腺瘤,局灶生长活跃。

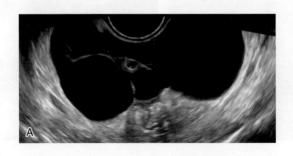

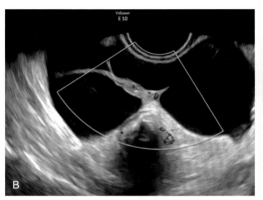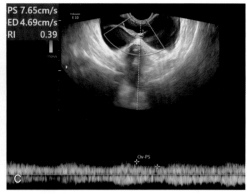

图 89-1　盆腔声像图表现

经阴道超声检查（A）示子宫右后方回声，内见多发分隔，厚薄不均；CDFI 及
PW（B、C）示分隔上可见点状血流信号，RI 0.39。

病例 90　卵巢浆液性癌（1）

【病史】女性，66 岁，绝经后出血 1 年余，下腹痛 1 个月。

【实验室检查】CA72-4 7.2U/ml（<6.9 U/ml）；癌胚抗原 3.40ng/ml（<5.00ng/ml）；CA125
18.6U/ml（<35U/ml）；CA19-9 11.2U/ml（<27.00U/ml）；CA15-3 13.9U/ml（≤25.00U/ml）。

【超声表现】见图 90-1。

【超声诊断】盆腔囊实混合性肿物，建议进一步检查除外肿瘤。

【超声诊断依据】卵巢浆液性癌为最常见的卵巢原发恶性肿瘤，多发生于 40~60 岁女
性。早期通常无症状，后期病情进展、瘤体增大，可表现为腹部包块。多为双侧性，呈囊性与
实性混合存在，呈多房性，实质部分质地较脆，常伴有局部出血、坏死或液化区。肿瘤标志物
CA125 明显升高。超声表现为囊实性肿物，形态不规则，内可见多个分隔，囊壁及分隔厚薄
不均，局部可见实性肿块或不规则乳头状突起，晚期可伴有腹水，CDFI 显示囊壁、分隔及实
性部分可探及丰富低阻血流信号。

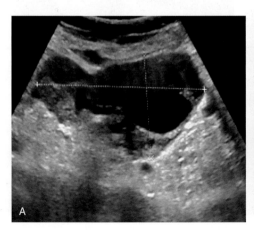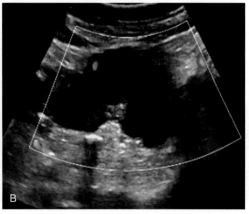

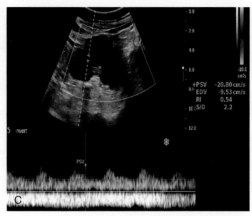

图 90-1　盆腔声像图表现

经腹超声检查（A）示盆腔混合回声，边界尚清，形态欠规则，内伴多发无回声；
CDFI 及 PW（B、C）可见少许短条状血流信号，可探及动脉频谱，RI 0.54。

【病理诊断】卵巢高级别浆液性癌，伴大片坏死。

病例 91　卵巢浆液性癌（2）

【病史】女性，49 岁，间断下腹痛 1 年余，发现盆腔肿物 1 个月。

【实验室检查】CA125 663.00U/ml（<35.00U/ml）。

【超声表现】见图 91-1。

【超声诊断】盆腔巨大囊实性占位、双侧附件区占位，考虑恶性倾向，浆液性囊腺癌可能性大；腹盆腔积液。

【超声诊断依据】同病例 90。

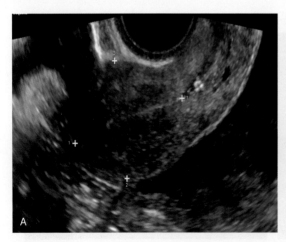
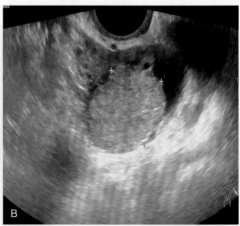

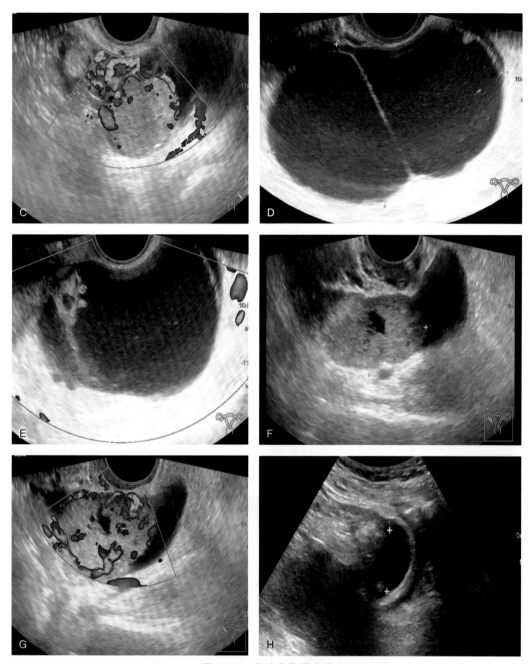

图 91-1　盆腔声像图表现

经阴道超声检查(A)示子宫无异常；左侧附件区(B)可见高回声,边界清晰,形态规则,周边可见卵巢组织；CDFI(C)示周边及内部较丰富血流信号；盆腔内子宫左后方(D)可见混合回声,边界清晰,内见厚薄不均的分隔及密集点状弱回声,囊内附壁可见不规则突起；CDFI(E)周边及囊壁可见条状血流信号；(F)右侧卵巢显示不清,右侧附件区可见混合回声,边界清晰,形态规则,内可见小片状无回声；CDFI(G)提示丰富血流信号；(H)盆腹腔可见液性暗区。

【病理诊断】(左侧附件)卵巢高级别浆液性癌；(右侧附件)卵巢高级别浆液性癌。

病例 92　卵巢浆液性癌(3)

【病史】女性,52 岁,因"近 3 个月月经不规律"就诊。体格检查:右附件区触及一囊性包块,活动度不佳,轻微压痛。

【实验室检查】CA72-4 17.2U/ml(<6.9U/ml);CEA 3.40ng/ml(<5.00ng/ml);CA125 18.6U/ml(<35U/ml);CA19-9 11.2U/ml(<27.00U/ml);CA15-3 13.9U/ml(≤25.00U/ml)。

【超声表现】见图 92-1。

【超声诊断】右附件区囊实性肿物,不除外恶性。

【超声诊断依据】同病例 90。

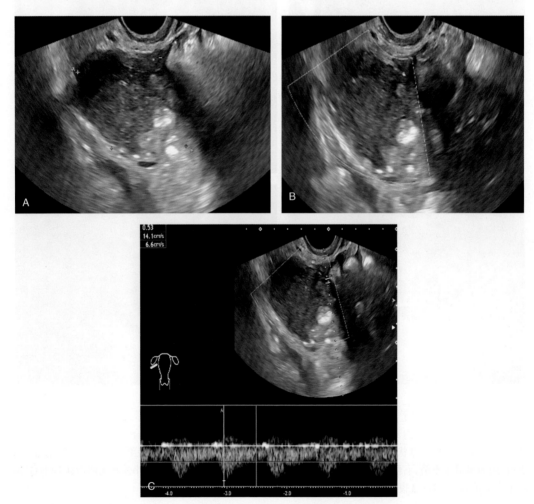

图 92-1　盆腔声像图表现

经阴道超声检查(A)示右附件区混合回声,壁厚,内可见中等回声,形态不规则,内见粗大强回声,囊性部分透声差,与周边组织分界不清;CDFI 及 PW(B、C)示实性部分血流信号,可探及动脉频谱,RI 0.53。

【病理诊断】右附件肿物大部分呈交界性浆液性肿瘤,伴微乳头结构及多灶微浸润性癌。

病例 93 卵巢无性细胞瘤

【病史】女性,19 岁,腹胀 1 个月,自觉腹部肿物 2 周。既往无特殊疾病史及家族病史。
体格检查:盆腹腔内可及一个实性肿物,直径约 20cm,界清,较固定,偏右侧,无压痛。

【实验室检查】CA125 250U/ml(<35U/ml)。

【其他影像学检查】盆腔 CT 提示盆腔肿物,附件来源可能(图 93-1)。

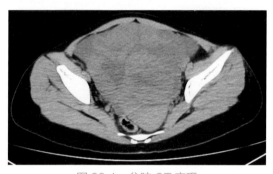

图 93-1 盆腔 CT 表现

盆腔可见巨大软组织密度肿块,上缘达 L₄ 上缘水平,
密度不均,周围肠管受压,肠管未见积气积液。

【超声表现】见图 93-2。

【超声诊断】盆腔巨大肿物,右侧卵巢来源? 考虑生殖细胞肿瘤可能。

【超声诊断依据】无性细胞瘤是一种中度恶性卵巢生殖细胞肿瘤,大部分为单侧,多发生于右侧卵巢。肿瘤一般较大,圆形或椭圆形,常呈分叶状,形态尚规则,边界清晰,肿瘤内部一般呈实性回声,内部回声不均,彩色多普勒显示内部血管扩张、阻力减低,肿瘤内部可发生坏死,内可见液性暗区。超声造影提示"快进快退";增强早期病灶呈偏心性灌注,早于子宫自一侧逐渐向内部灌注,达峰呈高增强,分布均匀,晚期早于子宫肌层消退,呈低增强。

【病理诊断】(右侧卵巢肿物)恶性肿瘤,考虑为无性细胞瘤。

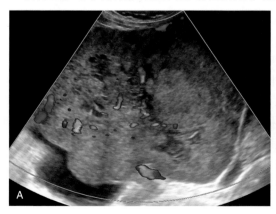
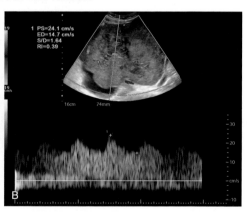

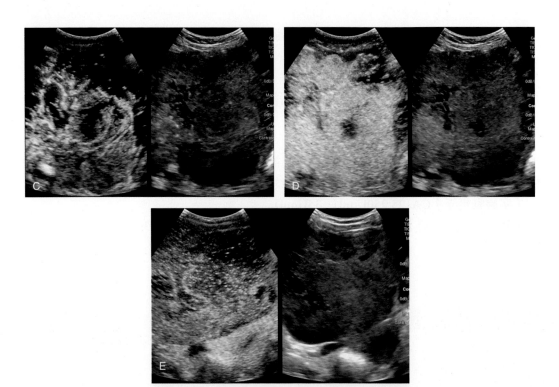

图 93-2　盆腔声像图表现

经腹超声检查(A)示子宫上方低回声,边界清,形态不规整,内回声不均匀,可见少许无回声,CDFI 示其内可见丰富血流信号;PW(B)可探及动脉频谱,RI 0.39;超声造影示增强早期(C),早于子宫肌层自一侧边缘呈放射状向病灶内部灌注;达峰时(D)呈弥漫性高增强,囊性区域无明显造影剂灌注;增强晚期(E)病灶早于子宫肌层消退,呈低增强。

病例 94　卵巢未成熟畸胎瘤

【病史】女性,24 岁,自觉腹部包块半月余,无腹痛、腹胀、阴道出血、阴道流液等不适。

【超声表现】见图 94-1。

【超声诊断】盆腹腔巨大混合回声占位:倾向于恶性病变声像改变(考虑来源于卵巢)。

【超声诊断依据】卵巢未成熟畸胎瘤罕见,多发生于年轻女性,绝大多数为单侧,肿瘤体积较大,表面不规则,呈结节状,大部分为实性成分,局部组织缺血坏死液化,可形成不规则囊腔,超声表现为以实性为主的囊实性包块,内部回声杂乱无序,也可见多发强回声,后伴声影,彩色多普勒显示血供较丰富。超声造影提示增强早期瘤体内杂乱分布的血管分支呈快速高增强,瘤体内大部分无造影剂灌注,增强晚期呈低增强。

【手术病理】卵巢恶性肿瘤(右侧卵巢未成熟畸胎瘤ⅠA期,不全分期)。

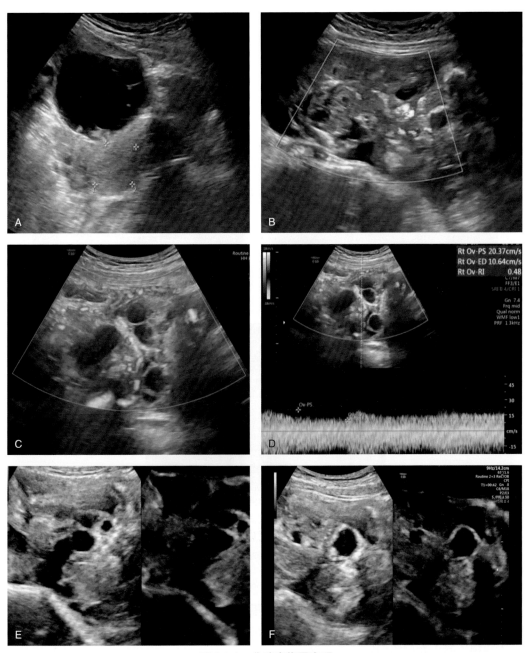

图 94-1 盆腔声像图表现

经腹超声检查（A）示子宫体受压，向左侧移位，呈后位，形态正常，肌层回声均匀；正常双卵巢未显示；盆腹腔（B、C）内见巨大混合回声，形态不规则，边界欠清，其内见多个囊性无回声（无回声区可见多条粗细不均带状分隔）及实性不规则团状及网状稍高回声，包块上缘达脐上 4.5cm，双侧缘达左、右腋前线；CDFI 示实性团状及稍高回声区丰富条状血流信号；PW（D）示 RI 0.48；超声造影（E、F）示囊壁呈早于子宫肌层高增强，内部实性回声可见较粗大、走向不规则的供养血管穿入，增强晚期呈低增强。

病例 95　输卵管系膜囊肿

【病史】女性,32 岁,G_1P_1,下腹部不适 1 周。
【超声表现】见图 95-1。

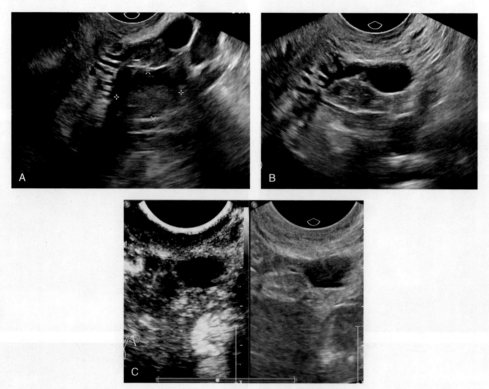

图 95-1　盆腔声像图表现

经阴道超声检查(A、B)示左侧卵巢可见,内未见明显异常回声;左侧卵巢旁可见无回声,
壁薄界清;超声造影(C)示左侧卵巢旁病灶增强早期及晚期始终呈无增强。

【超声诊断】左侧附件卵巢旁囊性回声,结合超声造影提示输卵管系膜囊肿可能。
【超声诊断依据】输卵管系膜囊肿又称卵巢冠囊肿,超声表现为卵巢旁囊性结构,壁薄界清,卵巢可完整显示。超声造影表现为内部始终无增强。
【病理诊断】左侧输卵管系膜囊肿。

病例 96　输卵管积水

【病史】女性,38 岁,下腹部坠胀、隐痛 3 月余。

【体格检查】全腹软,无压痛,妇科检查提示左侧附件可及 5cm 包块,质软,无压痛。

【超声表现】见图 96-1。

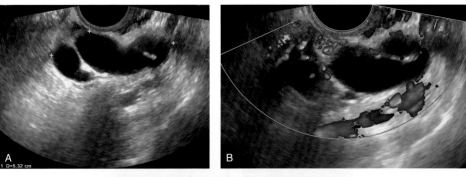

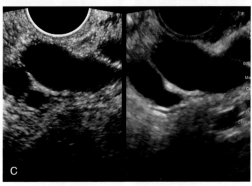

图 96-1　盆腔声像图表现

经阴道超声检查(A)示左侧附件区卵巢旁迂曲管状无回声;CDFI(B)示内部未见
明显血流信号;超声造影(C)示增强早期及晚期始终无增强。

【超声诊断】左侧输卵管积水。

【超声诊断依据】输卵管积水、急性输卵管炎和输卵管积脓是输卵管炎的不同时期表现。输卵管积水常无症状,患者常因不孕检查或体检发现,超声表现为卵巢旁囊性肿块,呈迂曲管状结构,肿块一侧可见正常卵巢影像,彩色多普勒周围偶可见星点状血流信号,内部无血流信号;超声造影提示无增强。输卵管炎及输卵管积脓患者多有腹痛、发热,超声表现为附件区管状无回声,壁厚,不光滑,内可伴细小点状回声,彩色多普勒管壁可见较丰富血流信号。超声造影可表现为增强早期管壁晚于子宫肌层呈高增强,管腔内无灌注,增强晚期管壁早于子宫肌层消退呈等增强。

【病理诊断】左侧输卵管积液。

病例 97　输卵管积脓

【病史】女性,45 岁,下腹部坠胀、疼痛 6 月余。

【实验室检查】血白细胞计数 9.9×10^9/L。

【体格检查】全腹软,轻压痛,妇科检查提示左侧附件可及 5cm 包块,质软,无压痛。

【超声表现】见图 97-1。

【超声诊断】右侧输卵管积水伴管壁增厚、炎性可能。

【超声诊断依据】同病例 96。

【病理诊断】右侧输卵管炎伴输卵管积脓。

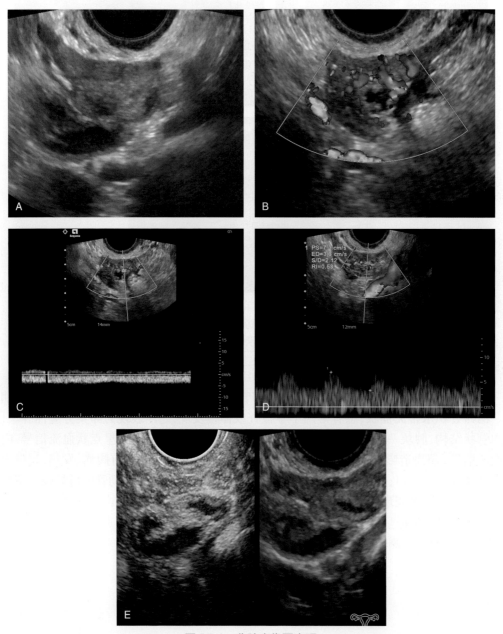

图 97-1　盆腔声像图表现

经阴道超声检查(A)示右侧卵巢旁迂曲管状无回声,管壁增厚、毛糙,内部分透声欠佳;CDFI(B)管壁可见较丰富血流信号;PW(C、D)可探及动、静脉血流频谱,RI 0.53;超声造影(E)示增强早期管壁晚于子宫肌层增强,呈稍高增强,增强晚期与子宫同步消退,呈等增强,内部无回声区域始终无增强。

病例 98　输卵管高级别浆液癌

【病史】女性,54 岁,绝经后 5 年,阴道流液 10 日。

【实验室检查】CA125 580U/ml(<35.00 U/ml)。

【超声表现】见图 98-1。

【超声诊断】右侧附件异常回声:输卵管癌合并积液可能。

【超声诊断依据】输卵管癌好发于输卵管壶腹部,开始为结节状,逐渐生长阻塞输卵管腔,导致输卵管积水,管腔压力增加时会从阴道排液。超声表现为患侧输卵管扩张、积水,可见"菜花样"实性结节突起,血流信号丰富,呈低阻血流。

【病理诊断】右侧输卵管高级别浆液性癌。

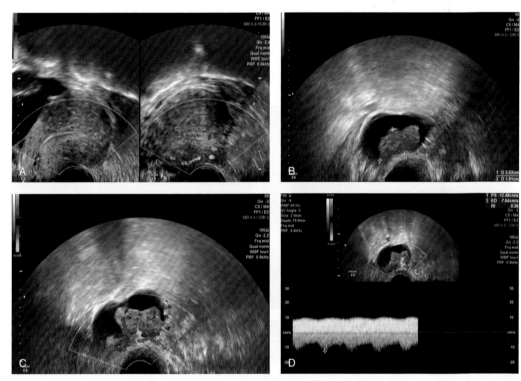

图 98-1　盆腔声像图表现

经阴道超声检查(A)示子宫后位,肌层回声不均,子宫内膜呈粗线状;(B)正常双卵巢未显示,于右侧附件区见迂曲管状无回声,内部透声好,与子宫分界清,壁稍厚,壁向腔内凸起大小约 3.5cm×1.9cm 实性稍高回声,形态不规则,呈"菜花状";CDFI 及 PW(C、D)示稍高回声内部及周边丰富血流信号,RI 0.39。

第六章　特殊类型疾病

病例 99　静脉内平滑肌瘤病(1)

【病史】女性,56 岁,G_2P_1,因"月经紊乱"来诊,既往子宫肌瘤病史。

【实验室检查】肿瘤标志物(−)。

【超声表现】见图 99-1。

【超声诊断】子宫肌瘤;子宫偏右侧实性肿物,子宫静脉平滑肌瘤可能。

【超声诊断依据】静脉内平滑肌瘤病是一种罕见特殊类型的子宫肌瘤,生长方式类似恶性肿瘤,常沿静脉内生长,可穿出子宫到达宫旁,沿盆腔静脉、髂静脉延伸达到下腔静脉,甚至累及右心或肺动脉。本例患者子宫偏右侧低回声呈迁曲管状,为沿血管走行表现,且患者有子宫肌瘤,二者相延续,符合子宫静脉平滑肌瘤病。

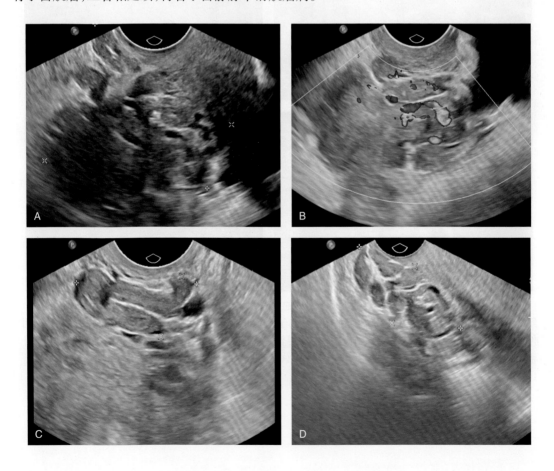

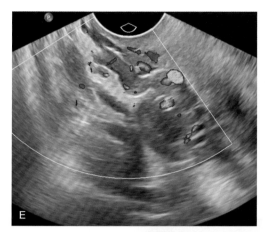
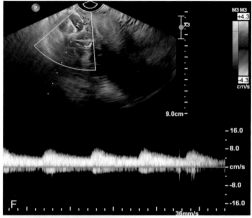
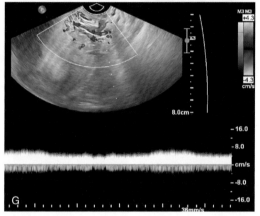

图 99-1　盆腔声像图表现

经阴道超声检查（A、B）示子宫右侧壁不均质低回声，边界欠清，向外突出，CDFI 可见条状血流信号；子宫偏右侧（C~G）见不规则低回声，呈迂曲管状走行，与宫体右侧壁低回声似相延续；CDFI 及 PW 可见条状血流信号，可探及动静脉频谱。

【临床诊断】静脉内平滑肌瘤病。

病例 100　静脉内平滑肌瘤病（2）

【病史】女性，50 岁，G_3P_2，晕厥、呼吸困难 6 月余。1 年前因月经量过大行"全子宫切除＋双侧输卵管切除＋子宫平滑肌瘤切除术"。

【其他影像学检查】盆腔 CT 示子宫术后改变，盆腔左侧不规则结节，与左侧髂内静脉分界不清，考虑血管平滑肌瘤可能性大；PET/CT 示左侧附件区及左侧盆腔多发软组织密度结节，不同程度葡萄糖代谢增高，考虑良性病变（子宫肌瘤种植转移？）可能，子宫切除术后；肺主动脉干及其分支内条片状高密度影，血栓机化与子宫肌瘤种植转移待鉴别。

【超声表现】见图 100-1、图 100-2。

【超声诊断】盆腔多发占位,符合血管平滑肌瘤病,紧邻残端者合并动静脉瘘形成;左侧髂血管周围多发实性占位,符合血管平滑肌瘤病;下腔静脉及左侧髂静脉内占位,符合血管平滑肌瘤病。

【超声诊断依据】静脉内平滑肌瘤病是一种罕见特殊类型的子宫肌瘤,生长方式类似恶性肿瘤,常沿静脉内生长,可穿出子宫到达宫旁,沿盆腔静脉、髂静脉延伸达到下腔静脉,甚至累及右心或肺动脉。本病例子宫肌瘤及子宫切除术后,盆腔占位性病变并且伴有静脉内实性病变,包括盆腔静脉、髂静脉,甚至达到肺动脉及其分支内,由于累及肺动脉及其分支,患者临床表现为呼吸困难。

【临床诊断】静脉内平滑肌瘤病。

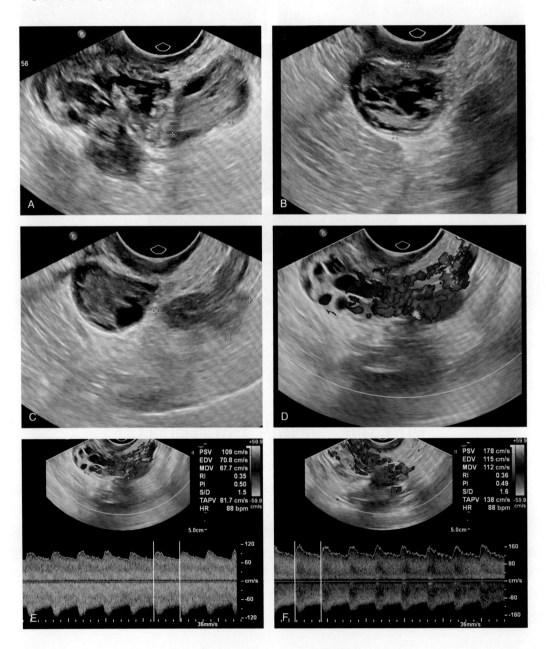

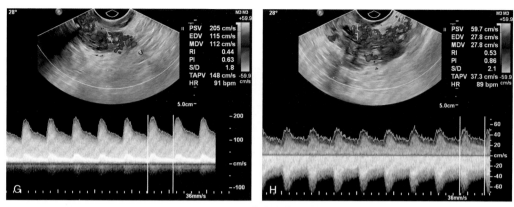
图 100-1　盆腔声像图表现

经阴道超声检查（A、B）示盆腔内未探及宫体及宫颈，左、右侧卵巢位于阴道残端两侧，大小正常；(C)
双侧卵巢及残端之间可见形态不规则低回声，分叶状，与左侧髂内动静脉关系密切，左侧髂内静脉
内可见不规则中低回声，其后上方另可见低回声，与之紧密相邻；CDFI(D)示内部血流信号极丰富，
与右侧卵巢内粗大血管相延续，局部可见三处花色血流，为髂内动脉分支；其一动脉 PW(E)示 PSV
109cm/s，RI 0.35，其二动脉 PW(F)PSV 178cm/s，RI 0.36，其三动脉 PW(G)示 PSV 205cm/s，RI 0.44；
局部静脉频谱动脉化(H)示最高流速 60cm/s。

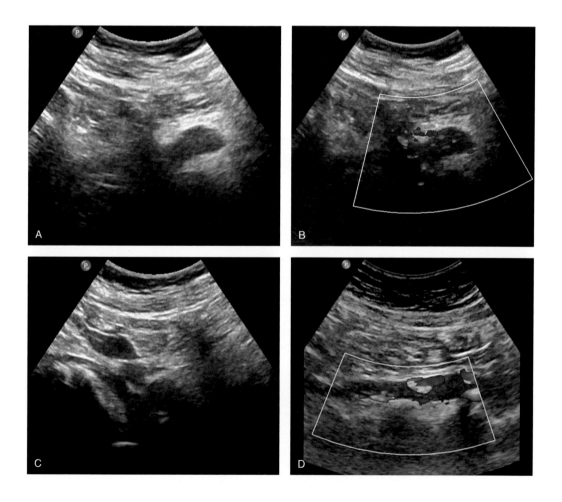

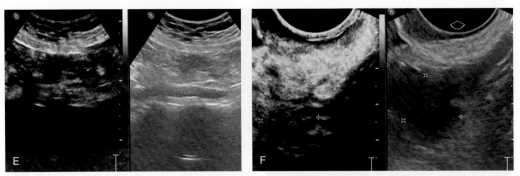
图 100-2　腹盆腔血管声像图表现

腹盆腔血管扫查(A~D)下腔静脉及左侧髂总静脉管径宽窄不一,内部条状中低回声,CDFI 提示血流信号充盈缺损;超声造影(E)动脉期微泡迅速进入,静脉期可见条状充盈缺损呈轨道征,左侧髂总静脉旁可见多处低回声,沿髂总静脉排列,动脉期迅速增强;双侧卵巢及残端之间可见形态不规则低回声(F),动脉期迅速增强,静脉期退出快。

55检